针灸入门歌诀

主　编

张大伟　李军华

编著者

白雅君	何　峰	宋家君
李　洁	李晓颖	杨　红
肖　伟	苏　畅	林　娟
姚　娜	高　晨	高献东
	谢丹丹	

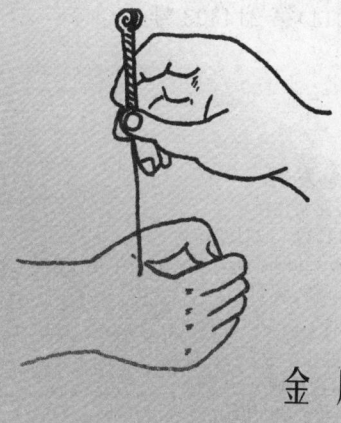

金盾出版社

内容提要

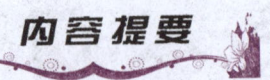

本书简要介绍了针灸的概念、主治病症、近治作用、远治作用、特殊作用及腧穴分类等基础知识,详细介绍了腧穴的取穴定位、刺灸法,为了方便记忆,每个穴位后配有一首助学歌诀及插图180余幅。其内容科学实用,取穴准确、图文并茂,易读好记,集知识性、趣味性为一体,可供中医院校学生、全科医师及中医学爱好者阅读参考。

图书在版编目(CIP)数据

针灸入门歌诀/张大伟,李军华主编.—北京:金盾出版社,2015.5(2019.1重印)
ISBN 978-7-5082-9679-1

Ⅰ.①针… Ⅱ.①张…②李… Ⅲ.①针灸疗法—方法 Ⅳ.①R245

中国版本图书馆 CIP 数据核字(2014)第 214303 号

金盾出版社出版、总发行
北京太平路5号(地铁万寿路站往南)
邮政编码:100036 电话:68214039 83219215
传真:68276683 网址:www.jdcbs.cn
北京军迪印刷有限公司印刷、装订
各地新华书店经销
开本:850×1168 1/32 印张:9.25 字数:232千字
2019年1月第1版第3次印刷
印数:7001~10000册 定价:29.00元

(凡购买金盾出版社的图书,如有缺页、倒页、脱页者,本社发行部负责调换)

前　言

　　针灸学起源于我国远古时代,相传至今,是中医学的宝贵遗产之一。针灸疗法具有方便、实用、疗效显著及不良反应少的特点,被越来越多的人所接受。1982年,世界卫生组织制定和出版了"十四经穴名标准化方案",并推荐给各国使用。目前,针灸学已被广泛应用于临床实践。但因经络和穴位繁多,记忆困难,为方便读者尽快学习、记忆和应用针灸经络穴位知识,笔者精心编写了《针灸入门歌诀》一书献给广大读者,希望广大读者从中受益。

　　本书内容包括腧穴的治疗作用、腧穴定位、常见疾病及常见症状的治疗等。笔者力求内容简单易学,文图结合,便于记忆。全书配图180

余幅,突出实用性和可读性。书末配有全部穴位的索引,方便读者查对。

由于水平有限,笔者虽参考了大量书籍和资料,但不足之处在所难免,恳请广大读者批评指正。

编著者

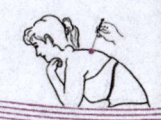

目 录

第一章 腧穴的治疗作用 (1)
一、近治作用 (1)
二、远治作用 (1)
三、特殊作用 (2)

第二章 穴位的定位法 (4)
一、骨度分寸定位法 (4)
二、解剖标志定位法 (7)
  1. 固定标志 (8)   2. 活动标志 (8)
三、手指同身寸定穴法 (8)
  1. 中指同身寸法 (8)   3. 横指同身寸法 (8)
  2. 拇指同身寸法 (8)
四、简便取穴法 (9)

第三章 人体经穴 (10)
一、十四经经穴 (10)
(一) 手太阴肺经经穴 (10)
  1. 中府 (10)   5. 尺泽 (12)
  2. 云门 (10)   6. 孔最 (12)
  3. 天府 (11)   7. 列缺 (12)
  4. 侠白 (12)   8. 经渠 (14)

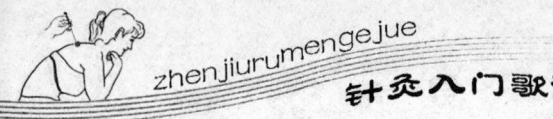

9. 太渊 …………… (14)　　11. 少商 …………… (14)

10. 鱼际 …………… (14)

(二)手阳明大肠经经穴 ……………………………… (16)

1. 商阳 …………… (16)　　11. 曲池 …………… (22)

2. 二间 …………… (16)　　12. 肘髎 …………… (22)

3. 三间 …………… (16)　　13. 手五里 ………… (23)

4. 合谷 …………… (17)　　14. 臂臑 …………… (24)

5. 阳溪 …………… (18)　　15. 肩髃 …………… (24)

6. 偏历 …………… (19)　　16. 巨骨 …………… (24)

7. 温溜 …………… (20)　　17. 天鼎 …………… (25)

8. 下廉 …………… (20)　　18. 扶突 …………… (26)

9. 上廉 …………… (20)　　19. 口禾髎 ………… (26)

10. 手三里 ………… (21)　　20. 迎香 …………… (26)

(三)足阳明胃经经穴 ………………………………… (27)

1. 承泣 …………… (27)　　13. 气户 …………… (32)

2. 四白 …………… (27)　　14. 库房 …………… (33)

3. 巨髎 …………… (28)　　15. 屋翳 …………… (33)

4. 地仓 …………… (28)　　16. 膺窗 …………… (33)

5. 大迎 …………… (29)　　17. 乳中 …………… (34)

6. 颊车 …………… (29)　　18. 乳根 …………… (34)

7. 下关 …………… (29)　　19. 不容 …………… (35)

8. 头维 …………… (30)　　20. 承满 …………… (35)

9. 人迎 …………… (31)　　21. 梁门 …………… (35)

10. 水突 …………… (31)　　22. 关门 …………… (36)

11. 气舍 …………… (31)　　23. 太乙 …………… (36)

12. 缺盆 …………… (32)　　24. 滑肉门 ………… (37)

目录

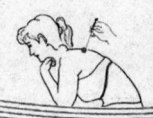

25. 天枢 …………… (37)
26. 外陵 …………… (37)
27. 大巨 …………… (38)
28. 水道 …………… (38)
29. 归来 …………… (39)
30. 气冲 …………… (39)
31. 髀关 …………… (40)
32. 伏兔 …………… (40)
33. 阴市 …………… (41)
34. 梁丘 …………… (41)
35. 犊鼻 …………… (41)
36. 足三里 ………… (43)
37. 上巨虚 ………… (43)
38. 条口 …………… (43)
39. 下巨虚 ………… (45)
40. 丰隆 …………… (45)
41. 解溪 …………… (45)
42. 冲阳 …………… (46)
43. 陷谷 …………… (47)
44. 内庭 …………… (47)
45. 厉兑 …………… (47)

(四)足太阴脾经经穴 …………………………………… (49)

1. 隐白 …………… (49)
2. 大都 …………… (49)
3. 太白 …………… (49)
4. 公孙 …………… (50)
5. 商丘 …………… (51)
6. 三阴交 ………… (51)
7. 漏谷 …………… (51)
8. 地机 …………… (52)
9. 阴陵泉 ………… (53)
10. 血海 …………… (53)
11. 箕门 …………… (54)
12. 冲门 …………… (55)
13. 府舍 …………… (55)
14. 腹结 …………… (55)
15. 大横 …………… (55)
16. 腹哀 …………… (56)
17. 食窦 …………… (57)
18. 天溪 …………… (57)
19. 胸乡 …………… (57)
20. 周荣 …………… (57)
21. 大包 …………… (58)

(五)手少阴心经经穴 …………………………………… (59)

1. 极泉 …………… (59)
2. 青灵 …………… (59)

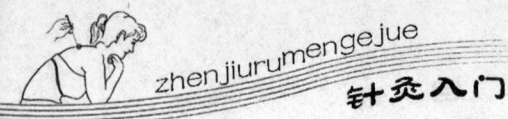

3. 少海 …… (59)
4. 灵道 …… (60)
5. 通里 …… (61)
6. 阴郄 …… (61)
7. 神门 …… (61)
8. 少府 …… (61)
9. 少冲 …… (62)

(六) 手太阳小肠经经穴 …… (63)

1. 少泽 …… (63)
2. 前谷 …… (63)
3. 后溪 …… (63)
4. 腕骨 …… (64)
5. 阳谷 …… (65)
6. 养老 …… (65)
7. 支正 …… (65)
8. 小海 …… (66)
9. 肩贞 …… (67)
10. 臑俞 …… (67)
11. 天宗 …… (67)
12. 秉风 …… (68)
13. 曲垣 …… (69)
14. 肩外俞 …… (69)
15. 肩中俞 …… (69)
16. 天窗 …… (70)
17. 天容 …… (70)
18. 颧髎 …… (71)
19. 听宫 …… (71)

(七) 足太阳膀胱经经穴 …… (72)

1. 睛明 …… (72)
2. 攒竹 …… (72)
3. 眉冲 …… (72)
4. 曲差 …… (73)
5. 五处 …… (73)
6. 承光 …… (74)
7. 通天 …… (74)
8. 络却 …… (74)
9. 玉枕 …… (75)
10. 天柱 …… (75)
11. 大杼 …… (76)
12. 风门 …… (76)
13. 肺俞 …… (76)
14. 厥阴俞 …… (78)
15. 心俞 …… (78)
16. 督俞 …… (78)
17. 膈俞 …… (78)
18. 肝俞 …… (80)
19. 胆俞 …… (80)
20. 脾俞 …… (80)

目 录

- 21. 胃俞 …………… (81)
- 22. 三焦俞 ………… (82)
- 23. 肾俞 …………… (82)
- 24. 气海俞 ………… (83)
- 25. 大肠俞 ………… (84)
- 26. 关元俞 ………… (84)
- 27. 小肠俞 ………… (84)
- 28. 膀胱俞 ………… (84)
- 29. 中膂俞 ………… (86)
- 30. 白环俞 ………… (86)
- 31. 上髎 …………… (86)
- 32. 次髎 …………… (86)
- 33. 中髎 …………… (87)
- 34. 下髎 …………… (87)
- 35. 会阳 …………… (88)
- 36. 承扶 …………… (88)
- 37. 殷门 …………… (88)
- 38. 浮郄 …………… (88)
- 39. 委阳 …………… (89)
- 40. 委中 …………… (90)
- 41. 附分 …………… (91)
- 42. 魄户 …………… (91)
- 43. 膏肓 …………… (91)
- 44. 神堂 …………… (91)
- 45. 譩譆 …………… (92)
- 46. 膈关 …………… (93)
- 47. 魂门 …………… (93)
- 48. 阳纲 …………… (93)
- 49. 意舍 …………… (93)
- 50. 胃仓 …………… (93)
- 51. 肓门 …………… (94)
- 52. 志室 …………… (95)
- 53. 胞肓 …………… (95)
- 54. 秩边 …………… (95)
- 55. 合阳 …………… (96)
- 56. 承筋 …………… (97)
- 57. 承山 …………… (97)
- 58. 飞扬 …………… (97)
- 59. 跗阳 …………… (98)
- 60. 昆仑 …………… (99)
- 61. 仆参 …………… (99)
- 62. 申脉 …………… (99)
- 63. 金门 …………… (100)
- 64. 京骨 …………… (101)
- 65. 束骨 …………… (101)
- 66. 足通谷 ………… (101)
- 67. 至阴 …………… (101)

(八)足少阴肾经经穴 …………………………………… (103)

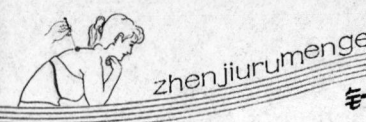

1. 涌泉 ……… (103)
2. 然谷 ……… (103)
3. 太溪 ……… (104)
4. 大钟 ……… (104)
5. 水泉 ……… (104)
6. 照海 ……… (105)
7. 复溜 ……… (106)
8. 交信 ……… (106)
9. 筑宾 ……… (106)
10. 阴谷 ……… (107)
11. 横骨 ……… (108)
12. 大赫 ……… (108)
13. 气穴 ……… (108)
14. 四满 ……… (108)
15. 中注 ……… (109)
16. 肓俞 ……… (110)
17. 商曲 ……… (110)
18. 石关 ……… (110)
19. 阴都 ……… (110)
20. 腹通谷 ……… (111)
21. 幽门 ……… (112)
22. 步廊 ……… (112)
23. 神封 ……… (112)
24. 灵墟 ……… (112)
25. 神藏 ……… (113)
26. 彧中 ……… (113)
27. 俞府 ……… (113)

(九)手厥阴心包经经穴 ……… (114)

1. 天池 ……… (114)
2. 天泉 ……… (115)
3. 曲泽 ……… (115)
4. 郄门 ……… (115)
5. 间使 ……… (116)
6. 内关 ……… (117)
7. 大陵 ……… (117)
8. 劳宫 ……… (118)
9. 中冲 ……… (119)

(十)手少阳三焦经经穴 ……… (120)

1. 关冲 ……… (120)
2. 液门 ……… (120)
3. 中渚 ……… (120)
4. 阳池 ……… (121)
5. 外关 ……… (122)
6. 支沟 ……… (122)
7. 会宗 ……… (122)
8. 三阳络 ……… (123)
9. 四渎 ……… (123)
10. 天井 ……… (124)

目录

11. 清泠渊 …………… (124)
12. 消泺 ……………… (124)
13. 臑会 ……………… (124)
14. 肩髎 ……………… (125)
15. 天髎 ……………… (126)
16. 天牖 ……………… (126)
17. 翳风 ……………… (126)
18. 瘈脉 ……………… (126)
19. 颅息 ……………… (127)
20. 角孙 ……………… (127)
21. 耳门 ……………… (128)
22. 耳和髎 …………… (128)
23. 丝竹空 …………… (128)

(十一) 足少阳胆经经穴 ………………………… (129)

1. 瞳子髎 …………… (129)
2. 听会 ……………… (130)
3. 上关 ……………… (130)
4. 颔厌 ……………… (130)
5. 悬颅 ……………… (131)
6. 悬厘 ……………… (131)
7. 曲鬓 ……………… (132)
8. 率谷 ……………… (132)
9. 天冲 ……………… (132)
10. 浮白 ……………… (133)
11. 头窍阴 …………… (133)
12. 完骨 ……………… (134)
13. 本神 ……………… (134)
14. 阳白 ……………… (134)
15. 头临泣 …………… (135)
16. 目窗 ……………… (136)
17. 正营 ……………… (136)
18. 承灵 ……………… (136)
19. 脑空 ……………… (137)
20. 风池 ……………… (137)
21. 肩井 ……………… (139)
22. 渊腋 ……………… (139)
23. 辄筋 ……………… (139)
24. 日月 ……………… (140)
25. 京门 ……………… (140)
26. 带脉 ……………… (141)
27. 五枢 ……………… (142)
28. 维道 ……………… (142)
29. 居髎 ……………… (142)
30. 环跳 ……………… (142)
31. 风市 ……………… (143)
32. 中渎 ……………… (144)
33. 膝阳关 …………… (144)
34. 阳陵泉 …………… (144)
35. 阳交 ……………… (145)
36. 外丘 ……………… (146)

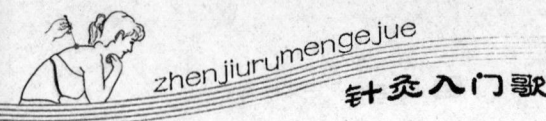

37. 光明 …… (146)	41. 足临泣 …… (148)
38. 阳辅 …… (146)	42. 地五会 …… (148)
39. 悬钟 …… (146)	43. 侠溪 …… (149)
40. 丘墟 …… (147)	44. 足窍阴 …… (150)

(十二) 足厥阴肝经经穴 …… (150)

1. 大敦 …… (150)	8. 曲泉 …… (153)
2. 行间 …… (151)	9. 阴包 …… (154)
3. 太冲 …… (151)	10. 足五里 …… (154)
4. 中封 …… (152)	11. 阴廉 …… (155)
5. 蠡沟 …… (152)	12. 急脉 …… (156)
6. 中都 …… (153)	13. 章门 …… (156)
7. 膝关 …… (153)	14. 期门 …… (156)

(十三) 督脉经穴 …… (157)

1. 长强 …… (157)	14. 大椎 …… (163)
2. 腰俞 …… (158)	15. 哑门 …… (164)
3. 腰阳关 …… (158)	16. 风府 …… (164)
4. 命门 …… (159)	17. 脑户 …… (164)
5. 悬枢 …… (160)	18. 强间 …… (165)
6. 脊中 …… (160)	19. 后顶 …… (165)
7. 中枢 …… (160)	20. 百会 …… (166)
8. 筋缩 …… (160)	21. 前顶 …… (167)
9. 至阳 …… (161)	22. 囟会 …… (167)
10. 灵台 …… (161)	23. 上星 …… (167)
11. 神道 …… (162)	24. 神庭 …… (167)
12. 身柱 …… (162)	25. 素髎 …… (168)
13. 陶道 …… (162)	26. 水沟 …… (168)

目录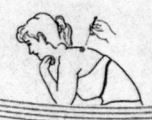

27. 兑端 …………… (169)　28. 龈交 …………… (170)

(十四)任脉经穴 ………………………………………… (170)

1. 会阴 …………… (170)　13. 上脘 …………… (176)
2. 曲骨 …………… (171)　14. 巨阙 …………… (177)
3. 中极 …………… (171)　15. 鸠尾 …………… (177)
4. 关元 …………… (172)　16. 中庭 …………… (177)
5. 石门 …………… (173)　17. 膻中 …………… (178)
6. 气海 …………… (173)　18. 玉堂 …………… (179)
7. 阴交 …………… (173)　19. 紫宫 …………… (179)
8. 神阙 …………… (174)　20. 华盖 …………… (179)
9. 水分 …………… (175)　21. 璇玑 …………… (179)
10. 下脘 …………… (175)　22. 天突 …………… (180)
11. 建里 …………… (175)　23. 廉泉 …………… (181)
12. 中脘 …………… (175)　24. 承浆 …………… (181)

二、经外奇穴 ……………………………………………… (182)

(一)头颈部经外穴 ……………………………………… (182)

1. 四神聪 ………… (182)　9. 翳明 …………… (185)
2. 当阳 …………… (182)　10. 内迎香 ………… (186)
3. 印堂 …………… (183)　11. 聚泉 …………… (186)
4. 鱼腰 …………… (183)　12. 海泉 …………… (187)
5. 球后 …………… (183)　13. 金津 …………… (187)
6. 上迎香 ………… (183)　14. 玉液 …………… (188)
7. 太阳 …………… (184)　15. 颈百劳 ………… (188)
8. 耳尖 …………… (184)

(二)胸腹部经外穴 ……………………………………… (189)

· 9 ·

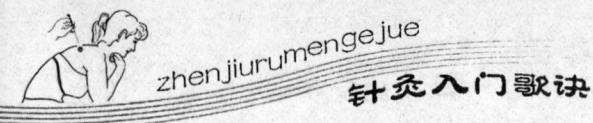

子宫 …………… (189)

(三)背腰部经外穴 …………………………… (190)

1. 定喘 …………… (190)
2. 夹脊 …………… (190)
3. 胃脘下俞 ……… (191)
4. 痞根 …………… (191)
5. 下极俞 ………… (191)
6. 十七椎 ………… (192)
7. 腰奇 …………… (193)
8. 腰眼 …………… (193)
9. 腰宜 …………… (193)

(四)上肢部经外穴 …………………………… (194)

1. 肘尖 …………… (194)
2. 二白 …………… (195)
3. 中泉 …………… (196)
4. 中魁 …………… (196)
5. 大骨空 ………… (196)
6. 小骨空 ………… (196)
7. 腰痛点 ………… (197)
8. 外劳宫 ………… (197)
9. 八邪 …………… (197)
10. 四缝 ………… (198)
11. 十宣 ………… (199)

(五)下肢部经外穴 …………………………… (200)

1. 髋骨 …………… (200)
2. 鹤顶 …………… (200)
3. 内膝眼 ………… (201)
4. 膝眼 …………… (201)
5. 阑尾 …………… (201)
6. 百虫窝 ………… (202)
7. 胆囊 …………… (203)
8. 外踝尖 ………… (204)
9. 内踝尖 ………… (205)
10. 八风 ………… (205)
11. 气端 ………… (205)
12. 独阴 ………… (206)

三、穴位中的特定穴 ……………………………… (207)

(一)五输穴 ………………………………………… (207)

(二)原穴 …………………………………………… (208)

(三)络穴 …………………………………………… (209)

(四)背俞穴 ………………………………………… (210)

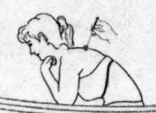

目录

(五)募穴 …………………………………… (210)

(六)八会穴 ………………………………… (210)

(七)郄穴 …………………………………… (211)

(八)下合穴 ………………………………… (212)

(九)八脉交会穴 …………………………… (212)

(十)交会穴 ………………………………… (213)

第四章 常见疾病及常见症状的治疗 ………… (214)

一、内科疾病治疗 ………………………………… (214)

1. 支气管炎 ……… (214)
2. 支气管哮喘 …… (214)
3. 肺炎 …………… (214)
4. 急性胃炎 ……… (215)
5. 慢性胃炎 ……… (215)
6. 胃下垂 ………… (215)
7. 胃扩张 ………… (216)
8. 胃及十二指肠溃疡 …… (216)
9. 胃酸过多 ……… (216)
10. 胃酸缺乏 …… (216)
11. 急性胃肠炎 … (217)
12. 急性肠炎 …… (217)
13. 慢性肠炎 …… (217)
14. 肠痉挛 ……… (217)
15. 慢性肝炎 …… (218)
16. 高血压 ……… (218)
17. 低血压 ……… (218)
18. 心律失常 …… (218)
19. 冠状动脉粥样硬化性心脏病 … (219)
20. 风湿性心脏病 … (219)
21. 心脏神经官能症 …… (219)
22. 无脉症 ……… (220)
23. 急性肾小球肾炎 …… (220)
24. 肾盂肾炎 …… (220)
25. 慢性肾小球肾炎 …… (220)
26. 单纯性甲状腺肿 …… (221)
27. 甲状腺功能亢进 …… (221)
28. 贫血 ………… (221)
29. 三叉神经痛 … (222)

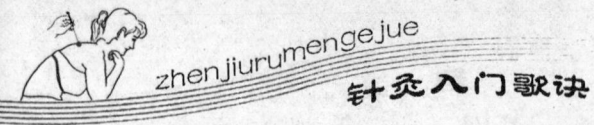

30. 中风后遗症 …… (222)
31. 面肌痉挛 …… (222)
32. 面神经麻痹 …… (223)
33. 截瘫 …… (223)
34. 多发性神经炎 …… (223)
35. 癫痫 …… (223)
36. 神经衰弱 …… (224)
37. 肋间神经痛 …… (224)
38. 精神分裂症 …… (224)
39. 癔症 …… (225)

二、外科疾病治疗 …… (225)

1. 丹毒 …… (225)
2. 痈疽 …… (225)
3. 瘰疬 …… (226)
4. 疔疮 …… (226)
5. 急性乳腺炎 …… (226)
6. 胆石症 …… (226)
7. 胆囊炎 …… (226)
8. 胆管蛔虫症 …… (227)
9. 阑尾炎 …… (227)
10. 急性肠梗阻 …… (227)
11. 急性胰腺炎 …… (227)
12. 术后肠麻痹 …… (228)
13. 膀胱炎 …… (228)
14. 泌尿系结石 …… (228)
15. 尿潴留 …… (229)
16. 尿道炎 …… (229)
17. 前列腺炎 …… (229)
18. 脱肛 …… (229)
19. 痔疮 …… (230)
20. 颞颌关节炎 …… (230)
21. 颈椎病 …… (230)
22. 落枕 …… (230)
23. 腕关节痛 …… (231)
24. 足跟、足底痛 …… (231)
25. 网球肘 …… (231)
26. 肩周炎 …… (231)
27. 腰椎间盘突出症 …… (232)
28. 坐骨神经痛 …… (232)
29. 腓肠肌痉挛 …… (232)
30. 扭伤 …… (232)
31. 血栓闭塞性脉管炎 …… (233)
32. 破伤风 …… (233)

三、妇产科疾病治疗 …… (233)

1. 闭经 …… (233)
2. 月经过多 …… (233)

目录

- 3. 崩漏 …………… (234)
- 4. 痛经 …………… (234)
- 5. 白带 …………… (234)
- 6. 妊娠呕吐 ……… (234)
- 7. 胎位不正 ……… (235)
- 8. 滞产 …………… (235)
- 9. 产后血崩 ……… (235)
- 10. 胎盘滞留 ……… (235)
- 11. 引产 …………… (235)
- 12. 乳少 …………… (236)
- 13. 产后腹痛 ……… (236)
- 14. 盆腔炎 ………… (236)
- 15. 子宫脱垂 ……… (236)

四、儿科疾病治疗 …………………………………………………… (237)

- 1. 小儿营养不良 … (237)
- 2. 鹅口疮 ………… (237)
- 3. 喉炎、气管炎、支气管炎 …………… (237)
- 4. 小儿惊风 ……… (237)
- 5. 小儿肠炎 ……… (238)
- 6. 脑发育不全、脑炎后遗症 …………… (238)

五、五官科疾病治疗 ………………………………………………… (238)

- 1. 角膜炎 ………… (238)
- 2. 上睑下垂 ……… (239)
- 3. 结膜炎 ………… (239)
- 4. 睑缘炎 ………… (239)
- 5. 冷泪 …………… (239)
- 6. 视神经炎、视神经萎缩 ……………… (240)
- 7. 虹膜睫状体炎 … (240)
- 8. 青光眼 ………… (240)
- 9. 白内障 ………… (240)
- 10. 视网膜炎 ……… (240)
- 11. 近视 …………… (241)
- 12. 鼻炎、鼻窦炎 … (241)
- 13. 急性中耳炎 …… (241)
- 14. 梅尼埃病（耳源性眩晕） ………… (241)
- 15. 牙痛 …………… (242)
- 16. 急性扁桃体炎 … (242)
- 17. 梅核气 ………… (242)
- 18. 声带麻痹 ……… (242)

六、皮肤科疾病治疗 ………………………………………………… (243)

- 1. 痤疮 …………… (243)
- 2. 神经性皮炎 …… (243)

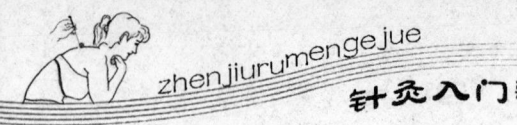

3. 荨麻疹 …………… (243)
4. 湿疹 ……………… (243)
5. 带状疱疹 ………… (243)
6. 银屑病 …………… (244)

7. 斑秃 ……………… (244)
8. 皮肤瘙痒症 ……… (244)
9. 外阴瘙痒 ………… (244)

七、传染病治疗 …………………………………………… (245)

1. 流行性感冒 ……… (245)
2. 腮腺炎 …………… (245)
3. 百日咳 …………… (245)
4. 疟疾 ……………… (245)

5. 细菌性痢疾 ……… (245)
6. 病毒性肝炎 ……… (246)
7. 肺结核 …………… (246)

八、急症治疗 ………………………………………………… (246)

1. 休克 ……………… (246)
2. 昏厥 ……………… (246)
3. 中风脱证 ………… (247)
4. 中风闭证 ………… (247)
5. 中暑 ……………… (247)

6. 溺水 ……………… (247)
7. 晕车晕船 ………… (247)
8. 电击 ……………… (247)
9. 食物中毒 ………… (248)
10. 一氧化碳中毒 … (248)

九、常见症状的治疗 ………………………………………… (248)

1. 眩晕 ……………… (248)
2. 耳鸣 ……………… (248)
3. 头痛 ……………… (248)
4. 耳聋 ……………… (249)
5. 失眠 ……………… (249)
6. 嗜睡 ……………… (249)
7. 热证 ……………… (249)
8. 无汗 ……………… (250)
9. 多汗 ……………… (250)
10. 咳嗽 …………… (250)

11. 失声 …………… (250)
12. 呃逆 …………… (251)
13. 消化不良 ……… (251)
14. 流涎 …………… (251)
15. 呕吐 …………… (251)
16. 泄泻 …………… (251)
17. 便秘 …………… (252)
18. 胃脘痛 ………… (252)
19. 腹痛 …………… (252)
20. 黄疸 …………… (252)

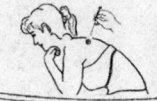

目录

21. 消渴 …… (252)
22. 胁痛 …… (253)
23. 胸痹 …… (253)
24. 惊悸 …… (253)
25. 咯血 …… (253)
26. 呕血 …… (254)
27. 尿血 …… (254)
28. 痹证 …… (254)
29. 痿证 …… (255)
30. 腰痛 …… (255)
31. 水肿 …… (255)
32. 淋证 …… (255)
33. 癃闭 …… (256)
34. 遗尿 …… (256)
35. 遗精 …… (256)
36. 阳痿 …… (256)

附录 十四经脉穴位主治分部示意图 …… (257)
一、十四经脉腧穴主治分部示意图(头颅侧面图) …… (257)
二、十四经脉腧穴主治分部示意图(躯干正面图) …… (258)
三、十四经脉腧穴主治分部示意图(躯干背面图) …… (259)
四、十四经脉腧穴主治分部示意图(躯干侧面图) …… (260)
五、十四经脉腧穴主治分部示意图(上肢内侧部) …… (261)
六、十四经脉腧穴主治分部示意图(上肢外侧部) …… (262)
七、十四经脉腧穴主治分部示意图(下肢后面部) …… (263)
八、十四经脉腧穴主治分部示意图(下肢前面部) …… (264)
九、十四经脉腧穴主治分部示意图(下肢内侧部) …… (265)
十、十四经脉腧穴主治分部示意图(下肢外侧部) …… (266)

穴名拼音索引 …… (267)

第一章　腧穴的治疗作用

一、近治作用

近治是一切腧穴主治作用所具有的共同特点,即"腧穴所在主治所在"。这些腧穴均具有治疗该穴所在部位及邻近组织、器官病症的作用,如眼区的睛明、承泣、四白、瞳子髎各穴,均能治疗眼病;耳区的听宫、听会、耳门、翳风诸穴,皆能治疗耳病;胃部的中脘、建里、梁门诸穴,皆能治疗胃病等。

二、远治作用

远治是十四经穴位主治作用的基本规律。在十四经穴位中,尤其是十二经脉在四肢肘、膝关节以下的腧穴,不仅能治局部病症,还可治疗本经循行所及的远隔部位的脏腑、组织、器官的病症,有的甚至具有影响全身的作用,即"经脉所通,主治所及"。例如,合谷穴不仅能治疗手腕部病症,还能治疗颈部和头面部病症;同时,也能治疗外感的发热。足三里穴不但能治疗下肢病症,而且对调整消化系统的功能,甚至对人体防卫、免疫反应方面都具有很大的作用。

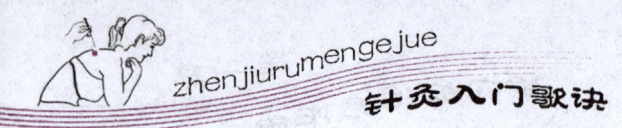

三、特殊作用

临床实践证明,针刺某些腧穴,对机体的不同状态,可起着双相的良性调整作用。例如,泄泻时,针刺天枢能止泻;便秘时,针刺天枢又能通便。此外,腧穴的治疗作用还具有相对的特异性,如大椎可以退热,至阴矫正胎位等,均是特殊的治疗作用。

总之,十四经穴的主治作用,归纳起来大体是,本经腧穴能治本经病,表里经腧穴能相互治疗表里两经病,邻近经穴能配合治疗局部病。各经腧穴的主治既有其特殊性,又有其共同性。

各经腧穴主治异同简要介绍如下,见表1-1至表1-5。

表1-1 手三阴经

主治 经名	本经特点	二经相同	三经相同
手太阴经	肺、喉病		
手厥阴经	心、胃病	神志病	胸部病
手少阴经	心病		

表1-2 手三阳经

主治 经名	本经特点	二经相同	三经相同
手阳明经	前头、鼻、口、牙病		
手少阳经	侧头、胁肋病	目病、耳病	咽喉病、热病
手太阳经	后头、肩胛病、神志病		

第一章 腧穴的治疗作用

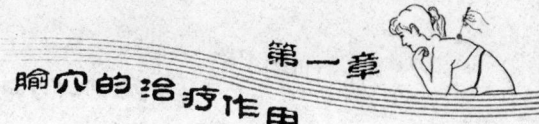

表1-3 足三阳经

经 名 \ 主 治	本经特点	三经相同
足阳明经	前头、口齿、咽喉病、胃肠病	眼病、神志病、热病
足少阳经	侧头、耳病、胁肋病	
足太阳经	后头、背腰病（背俞治脏脏病）	

表1-4 足三阴经

经 名 \ 主 治	本经特点	三经相同
足太阴经	脾胃病	前阴病、妇科病
足厥阴经	肝病	
足少阴经	肾病、肺病、咽喉病	

表1-5 任督二脉

经 名 \ 主 治	本经特点	三经相同
任 脉	回阳、固脱，有强壮作用	神志病，脏腑病，妇科病，二阴病
督 脉	中风、昏迷、热病、头面病	

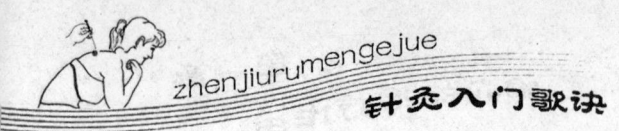

第二章 穴位的定位法

在针灸临床中,治疗效果与取穴是否准确有着密切的关系。为了定准穴位,必须掌握好定位方法。穴位所处的位置各有一定的特点,不同穴位可采取不同的方法,常用的方法有以下 4 种。

一、骨度分寸定位法

骨度分寸定位法是指以骨节为主要标志,测量人体不同部位的长度,作为量取穴位标准的方法。骨度分寸法有横寸和直寸之分。常用的横寸有:两额角发际之间 9 寸、两乳头之间 8 寸、两肩胛骨内缘之间 6 寸。常用的直寸有:前后发际之间 12 寸、胸骨上窝至胸剑联合 9 寸、胸剑联合至脐中 8 寸、脐中至耻骨联合上缘 5 寸、腋前皱襞至肘横纹 9 寸、肘横纹至腕横纹 12 寸、股骨大转子至髌骨下缘 19 寸、臀横纹至腘横纹 14 寸、髌骨下缘至外踝尖 16 寸、耻骨联合上缘至股骨内上髁上缘 18 寸、胫骨内侧髁下方至内踝尖 13 寸。特定部位的骨度分寸只能作为取该部位穴位所用,如表 2-1 和图 2-1 至图 2-3 所示。

第二章 穴位的定位法

表 2-1 常用的骨度折量寸表

部位	起止点	折量寸	度量法	说明
头面部	前发际正中至后发际正中	12	直寸	用于确定头部经穴的纵向距离
	眉间（印堂）至前发际正中	3	直寸	用于前额部经穴的纵向距离
	第七颈椎棘突下（大椎）至后发际正中	3	直寸	用于确定前或后发际及其头部经穴的纵向距离
	眉间（印堂）至后发际正中第七颈椎棘突下（大椎）	18	直寸	用于确定前额至后项部经穴的纵向距离
	前额两发角（头维）之间	9	横寸	用于确定头前部经穴的横向距离
	耳后两乳突（完骨）之间	9	横寸	用于确定头后部经穴的横向距离
胸腹胁部	胸骨上窝（天突）至胸剑联合中点（歧骨）	9	直寸	用于确定胸部任脉经穴的纵向距离
	胸剑联合中点（歧骨）至脐中	8	直寸	用于确定上腹部经穴的纵向距离
	脐中至耻骨联合上缘（曲骨）	5	直寸	用于确定下腹部经穴的纵向距离
	两乳头之间	8	横寸	用于确定胸腹部经穴的横向距离
	腋窝顶点至第十一肋游离端（章门）	12	直寸	用于确定胁肋部经穴的纵向距离
背腰部	肩胛骨内缘（近脊柱侧点）至后正中线	3	横寸	用于确定背腰部经穴的横向距离
	肩峰缘至后正中线	8	横寸	用于确定肩背部经穴的横向距离
上肢部	腋前、后纹头至肘横纹（平肘尖）	9	直寸	用于确定上臂部经穴的纵向距离
	肘横纹（平肘尖）至腕掌（背）侧腕横纹	12	直寸	用于确定前臂部经穴的纵向距离

续表

部位	起止点	折量寸	度量法	说明
下肢部	耻骨联合上缘至股骨内上髁上缘	18	直寸	用于确定下肢内侧足三阴经穴的纵向距离
	胫骨内侧髁下方至内踝尖	13	直寸	用于确定下肢内侧足三阴经穴的纵向距离
	股骨大转子至腘横纹	19	直寸	用于确定下肢外后侧足三阳经穴的纵向距离（臀沟至腘横纹相当14寸）
	腘横纹至外踝尖	16	直寸	用于确定下肢外后侧足三阳经穴的纵向距离

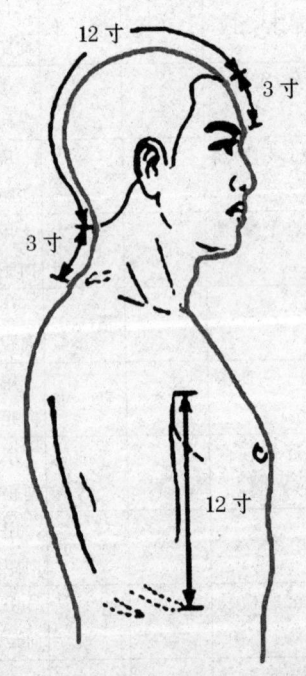

图 2-1　骨度折量寸（头面）

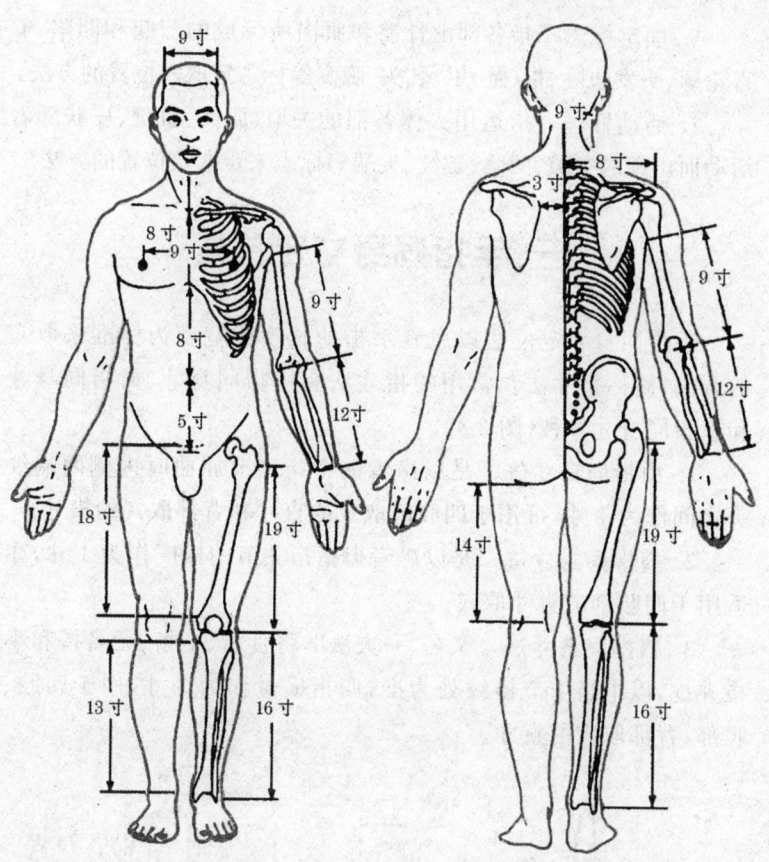

图 2-2　骨度折量寸(正面)　　图 2-3　骨度折量寸(背面)

二、解剖标志定位法

　　解剖标志定位法是以人体表面具有特征的解剖标志为依据，来确定穴位位置的方法。人体的解剖标志有固定标志和活动标志两种。

1. 固定标志　指各部由骨骼和肌肉所形成的凸起和凹陷、五官轮廓、头发边际、指（趾）甲、乳头、腋窝等标志定取穴位置的方法。

2. 活动标志　指运用人体各部的关节、肌肉、肌腱、皮肤随着活动而出现的空隙、凹陷、皱纹、尖端等标志来定取穴位置的方法。

三、手指同身寸定位法

手指同身寸定位法以患者手指的长度或宽度为标准来取穴的方法，简称指寸法。常用的指寸法有中指同身寸、拇指同身寸和横指同身寸3种（图2-4）。

1. 中指同身寸法　是以患者的中指中节屈曲时内侧两端纹头之间作为1寸，可用于四肢部取穴的直寸和背部取穴的横寸。

2. 拇指同身寸法　是以患者拇指指关节的横度作为1寸，亦适用于四肢部的直寸取穴。

3. 横指同身寸法　又名"一夫法"，将食指、中指、无名指和小指并拢，以中指中节横纹处为准，四指横量作为3寸，用于四肢、腹部、背部取穴的直寸。

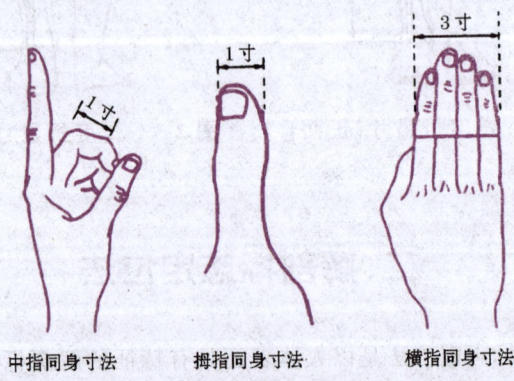

中指同身寸法　　拇指同身寸法　　横指同身寸法

图2-4　手指同身寸取穴法

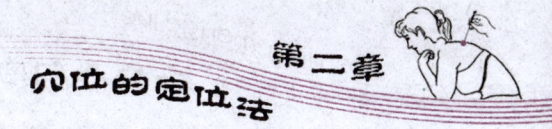

第二章 穴位的定位法

四、简便取穴法

简便取穴法是临床上常用的一种简便易行的取穴方法,常作为一种辅助方法使用。例如,两手虎口自然平直交叉在食指尽端到达处取列缺;立正姿势,垂手,中指端取风市;手半握拳,以中指的指尖切压在掌心的第二横纹上取劳宫穴等。

第三章 人体经穴

一、十四经经穴

(一)手太阴肺经经穴

1. 中 府

【定 位】 在胸前壁外上方,云门穴下1寸,平第一肋间隙处,前正中线旁开6寸(图3-1)。

【主 治】 咳嗽,气喘,支气管炎,肩背疼痛等,也可治疗青春痘与脱发。

【刺灸法】

刺法:①直刺0.3~0.5寸。②向外斜刺0.5~0.8寸。

灸法:艾炷灸3~5壮,艾条灸10~20分钟。

【助学歌诀】 中府乳上三肋间,咳嗽气喘肺胀满,
　　　　　　肺募太阴交会穴,胸肩背痛刺宜浅。

2. 云 门

【定 位】 在胸前壁外上方,肩胛骨喙突上方,锁骨下窝凹陷处,距前正中线6寸(图3-1)。

【主 治】 咳嗽,气喘,发热,胸痛,肩背痛,四肢酸痛。

【刺灸法】

刺法:向外斜刺 0.5～0.8 寸。

灸法:艾炷灸 3～7 壮,艾条灸 5～15 分钟。

【助学歌诀】 上距六寸云门安,咳嗽胸痛并气喘,
　　　　　　不可深刺可用灸,肩背疼痛胸中烦。

3. 天 府

【定 位】 在上臂内侧面,肱二头肌桡侧缘,腋前纹头下 3 寸处(图 3-1)。

【主 治】 咳嗽,气喘,甲状腺肿大,眩晕,鼻衄,肩臂部疼痛。

【刺灸法】

刺法:直刺 0.3～0.5 寸。

灸法:艾炷灸或温针灸 3～5 壮,艾条灸 5～10 分钟。

【助学歌诀】 天府腋纹三寸求,气喘瘿气并鼻衄,
　　　　　　配伍曲池治臂痛,直刺一寸可无忧。

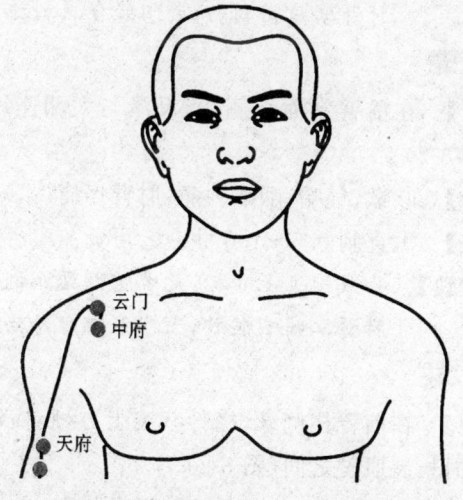

图 3-1　中府、云门、天府穴

4. 侠　白

【定　位】　在臂内侧面,肱二头肌桡侧缘,腋前纹头下4寸处,或肘横纹上5寸处(图3-2)。

【主　治】　胸闷,咳痰,心悸,呼吸困难,上臂内侧痛。

【刺灸法】　①直刺0.5～0.8寸。②可灸。

【助学歌诀】　侠白肘上五寸主,咳嗽气喘干呕吐,
　　　　　　曲池肩髎肩臂病,烦满臑痛全消除。

5. 尺　泽

【定　位】　在肘横纹中,肱二头肌腱桡侧凹陷处(图3-2)。

【主　治】　咳嗽,气喘,胸部胀满,乳腺炎,咽喉肿痛,小儿惊风。

【刺灸法】　①直刺0.5～1.0寸,或点刺出血。②可灸。

【助学歌诀】　尺泽肘中约纹是,咳嗽气喘咯血治,
　　　　　　胸部胀满咽喉肿,小儿惊风吐泻使,
　　　　　　肘臂挛痛并潮热,太阳经合点刺施。

6. 孔　最

【定　位】　在前臂掌面桡侧,当尺泽与太渊连线上,腕横纹上7寸处(图3-2)。

【主　治】　咳嗽,气喘,咽喉肿痛,肘臂疼痛。

【刺灸法】　①直刺0.5～1.0寸。②可灸。

【助学歌诀】　孔最腕上七寸拟,气喘咳嗽见血迹,
　　　　　　肘臂挛痛咽喉肿,太阳经郄疗痔疾。

7. 列　缺

【定　位】　在前臂桡侧缘,桡骨茎突上方,腕横纹上1.5寸,当肱桡肌与拇长展肌腱之间(图3-2)。

【主　治】　外感头痛,咳嗽,气喘,咽喉肿痛。

【刺灸法】　向上斜刺0.3～0.5寸。

第三章 人体经穴

【助学歌诀】 列缺腕侧上,次指手交叉,
善疗偏头患,遍身风痹麻,
痰涎频上壅,口噤不开牙,
若能明补泻,应手即能瘥。
列缺腕上一寸半,伤风咳嗽并气喘,
头痛项强咽喉肿,口眼㖞斜齿痛酸,
八脉交会通于任,向上斜刺半寸间。

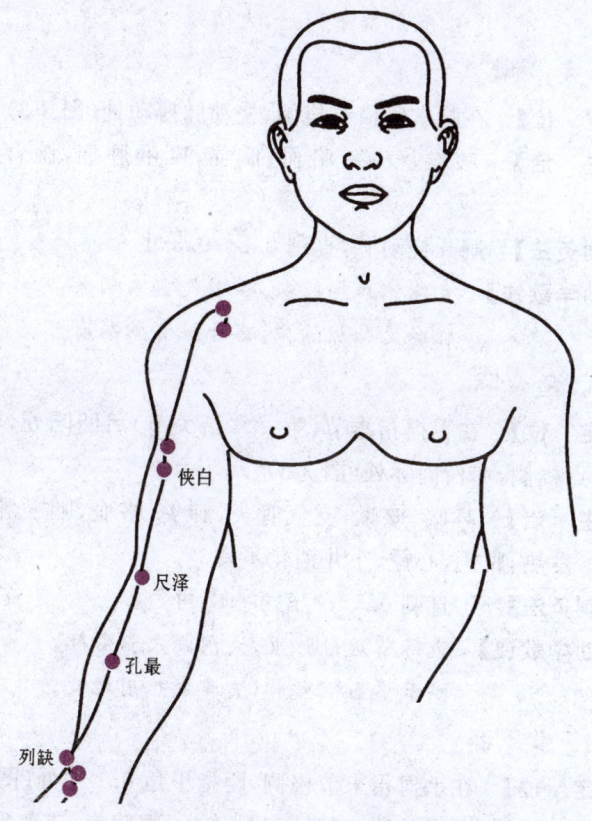

图3-2 侠白、尺泽、孔最、列缺穴

8. 经渠

【定　位】　在前臂掌面桡侧,桡骨茎突与桡动脉之间凹陷处,腕横纹上1寸(图3-3)。

【主　治】　咳嗽,气喘,胸痛,咽喉肿痛,呃逆,手腕痛。

【刺灸法】　避开桡动脉,直刺0.1~0.3寸;向近端斜刺0.3~0.5寸。

【助学歌诀】　经渠寸口陷中取,咳嗽气喘胸痛剧,
　　　　　　　咽喉肿痛手腕痛,太阴经病灸不许。

9. 太渊

【定　位】　在腕掌侧横纹桡侧,桡动脉搏动处(图3-3)。

【主　治】　咳嗽,气喘,咯血,胸痛,咽喉肿痛,腕臂痛,无脉症。

【刺灸法】　避开桡动脉,直刺0.2~0.3寸。

【助学歌诀】　太渊掌后横纹头,咳嗽气喘痛咽喉,
　　　　　　　脉会无脉原腧穴,咯血腕臂胸痛有。

10. 鱼际

【定　位】　在手拇指本节(第一掌指关节)后凹陷处,当第一掌骨中点桡侧,赤白肉际处(图3-3)。

【主　治】　哮喘,咳嗽,支气管炎,肺炎,咯血,咽喉肿痛,扁桃体炎,发热,腹泻,心悸,小儿消化不良。

【刺灸法】　①直刺0.5~0.8寸。②可灸。

【助学歌诀】　鱼际节后散脉里,太阴荥穴赤白际,
　　　　　　　咳嗽咯血咽喉肿,失声发热用之宜。

11. 少商

【定　位】　在手拇指末节桡侧,距指甲角0.1寸处(图3-3)。

【主　治】　咽喉肿痛,咳嗽,扁桃体炎,腮腺炎,支气管炎,肺炎,失眠,中暑。

【刺灸法】 ①直刺或斜刺0.1~0.2寸,或点刺出血。②可灸。
【助学歌诀】 少商大指内侧端,太阴井穴刺血点,
咳嗽鼻衄咽喉肿,发热昏迷癫狂痫。

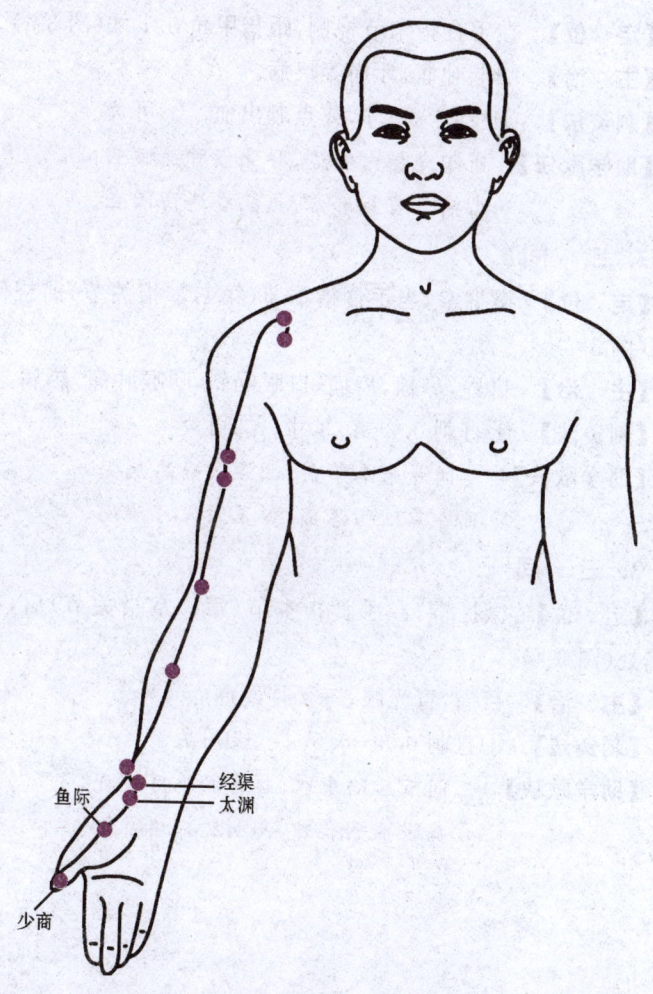

图3-3 经渠、太渊、鱼际、少商穴

(二)手阳明大肠经经穴

1. 商 阳

【定 位】 在手食指末节桡侧,距指甲角0.1寸(图3-4)。

【主 治】 咽喉肿痛,牙痛等疾病。

【刺灸法】 ①浅刺0.1寸,或点刺出血。②可灸。

【助学歌诀】 商阳食指内侧边,耳聋颌肿痛喉咽,
齿痛青盲指麻木,热病昏迷商阳点。

2. 二 间

【定 位】 微握拳,当手食指本节(第二掌指关节)前桡侧凹陷中(图3-4)。

【主 治】 目昏,鼻衄,齿痛,口眼㖞斜,咽喉肿痛,热病。

【刺灸法】 ①直刺0.2~0.3寸。②可灸。

【助学歌诀】 二间寻来本节前,咽喉肿痛热病变,
目昏鼻衄齿疼痛,口歪荥穴可治痊。

3. 三 间

【定 位】 微握拳,在手食指本节(第二掌指关节)后,桡侧凹陷处(图3-4)。

【主 治】 目痛,青光眼,三叉神经痛。

【刺灸法】 ①直刺0.3~0.5寸。②可灸。

【助学歌诀】 三间节后陷中取,腹胀肠鸣可调理,
牙痛眼痛咽喉肿,阳明腧穴诸症医。

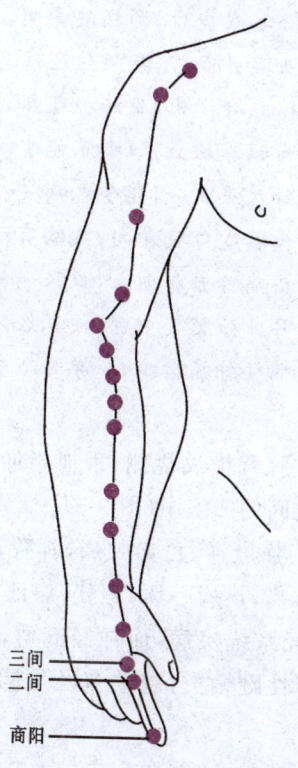

图 3-4 商阳、二间、三间穴

4. 合 谷

【定 位】 在手背,第一、二掌骨间,当第二掌骨桡侧的中点处(图 3-5)。

【主 治】 发热恶寒,头痛,汗出伤风,咳嗽,哮喘,痄腮,咽喉肿痛,牙关紧闭,口眼㖞斜,面肿,三叉神经痛,鼻塞,耳聋耳鸣,目赤肿痛,牙痛龈肿,口疮,口噤,舌痛,胃痛,泄泻,便秘,痢疾,月经不调,痛经,经闭,滞产等。

【刺灸法】 ①直刺 0.5~1.0 寸;亦可指掐合谷。②可灸。

【助学歌诀】 合谷在虎口，两指歧骨间，
　　　　　　头痛并面肿，疟疾热还寒，
　　　　　　体热身汗出，目暗视茫然，
　　　　　　齿龋鼻衄血，口噤不能言，
　　　　　　针入深三分，能令人病安。

　　　　　　合谷虎口歧骨间，热病有汗或无汗，
　　　　　　头痛目赤鼻衄血，口眼㖞斜闭牙关，
　　　　　　耳聋疖腮腹中痛，便秘经闭胎滞产，
　　　　　　咽喉肿痛齿疼痛，孕妇不宜阳明原。

5. 阳 溪

【定　位】 在腕背横纹桡侧，手拇指向上翘时，当拇短伸肌腱与拇长伸肌腱之间的凹陷中（图3-5）。

【主　治】 头痛厥逆，目赤肿痛，耳聋，耳鸣，鼻炎，鼻衄，牙痛，咽喉肿痛，舌本痛，热病心烦，癫狂，痫证，狂言，善笑，妄笑，结膜炎，角膜炎，神经系统疾病，面神经麻痹，精神病，中风半身不遂，桡骨茎突狭窄性腱鞘炎，腕关节及周围软组织疾病，扁桃体炎，小儿消化不良。

【刺灸法】 ①直刺0.3～0.5寸。②可灸。

【助学歌诀】 阳溪腕上筋间是，耳聋耳鸣齿痛治，
　　　　　　头痛目赤咽喉肿，齿痛腕痛经穴使。

第三章 人体经穴

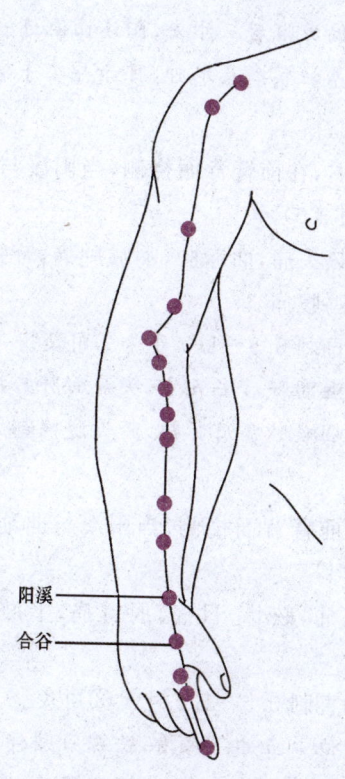

图 3-5 合谷、阳溪穴

6. 偏 历

【定 位】 屈肘,在前臂背面桡侧,当阳溪与曲池连线上,腕背横纹上 3 寸处(图 3-6)。

【主 治】 耳聋,耳鸣,鼻衄,视物不清,喉痛,咽干,面颊肿,肠鸣腹痛,腹水水肿,小便不利,手臂酸痛,面神经麻痹,扁桃体炎,前臂神经疼,癫痫。

【刺灸法】 ①直刺或斜刺 0.5～0.8 寸。②可灸。

【助学歌诀】 偏历腕后三寸安,阳溪曲池连一线,
　　　　　　鼻衄喉痛及水肿,目赤耳鸣手臂酸。

7. 温 溜

【定　位】 屈肘,在前臂背面桡侧,当阳溪与曲池连线上,腕背横纹上5寸处(图3-6)。

【主　治】 寒热头痛,面赤肿,咽喉肿痛,疔疮,肩背酸痛,腕臂痛,上肢不遂,肠鸣腹痛。

【刺灸法】 ①直刺0.5~1.0寸。②可灸。

【助学歌诀】 温溜腕后去五寸,头痛面肿疔疮斟,
　　　　　　咽喉肿痛肩背痛,肠鸣腹痛郄穴问。

8. 下　廉

【定　位】 在前臂背面桡侧,当阳溪与曲池连线上,肘横纹下4寸处(图3-6)。

【主　治】 头痛,眩晕,目痛,肘臂痛,上肢不遂,手肘肩无力,腹胀,腹痛。

【刺灸法】 ①直刺0.5~1.0寸。②可灸。

【助学歌诀】 池前五寸下廉看,头痛目痛伴晕眩,
　　　　　　肘臂疼痛宜直刺,腹胀腹痛三里安。

9. 上　廉

【定　位】 在前臂背面桡侧,当阳溪与曲池连线上,肘横纹下3寸处(图3-6)。

【主　治】 头痛,肠鸣腹痛,上肢不遂,肩肘酸痛,手臂麻木,肠炎,膀胱炎,乳腺炎。

【刺灸法】 ①直刺0.5~1.0寸。②可灸。

【助学歌诀】 池前三寸上廉中,头痛肠鸣腹中痛,
　　　　　　手臂麻木配曲池,上肢不遂肩臂痛。

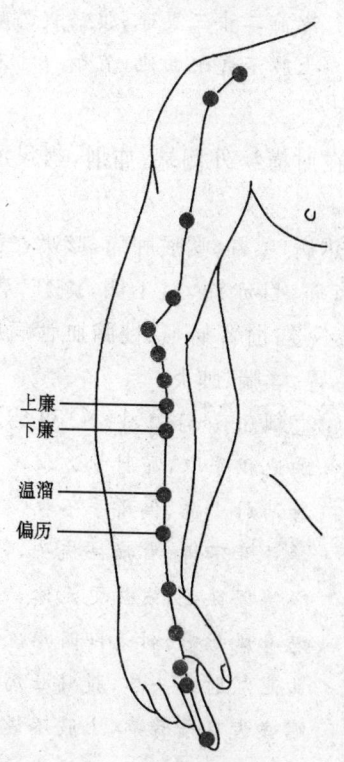

图 3-6 偏历、温溜、下廉、上廉穴

10. 手三里

【定　位】　在前臂背面桡侧,当阳溪与曲池连线上,肘横纹下 2 寸处(图 3-7)。

【主　治】　上肢不遂,肩臂痛,肘挛,颊肿,舌痛,失声,腹胀,呕吐,泄泻,上肢麻痹,半身不遂,溃疡病,肠炎,消化不良,牙痛,口腔炎,颈淋巴结核,面神经麻痹,感冒,乳腺炎。

【刺灸法】　①直刺 0.5～1.0 寸。②可灸。

【助学歌诀】 池前二寸三里逢,腹痛腹泻颧颊肿,
　　　　　　上肢不遂配曲池,直刺一寸不放松。

11. 曲 池

【定　位】 在肘横纹外侧端,屈肘,当尺泽与肱骨外上髁连线中点(图3-7)。

【主　治】 热病,感冒,咽喉肿痛,咳嗽,气喘,腹痛,吐泻,痢疾,肠痈,便秘,齿痛,目赤痛,目不明,癫狂,善惊,头痛,神经衰弱,高血压,上肢不遂,肘臂痛,急性脑血管病后遗症,肩周炎,肘关节炎,流行性感冒,哮喘、肺炎。

【刺灸法】 ①直刺0.5～1.0寸。②可灸。

【助学歌诀】 曲池拱手取,屈肘骨边求,
　　　　　　善治肘中痛,偏风手不收,
　　　　　　挽弓开不得,臂瘘怯梳头,
　　　　　　喉痹促欲死,发热更无休,
　　　　　　遍身风癣癞,针着即时瘳。
　　　　　　曲池屈肘纹头尽,腹痛吐泻伴疹瘾,
　　　　　　咽喉齿目手臂痛,上肢不遂合瘰疬,
　　　　　　热病癫狂高血压,阑尾炎症强刺激。

12. 肘 髎

【定　位】 在臂外侧,屈肘,曲池上方1寸,当肱骨边缘处(图3-7)。

【主　治】 肘臂酸痛,上肢麻木,挛急,嗜卧。

【刺灸法】 ①直刺0.5～1.0寸。②可灸。

【助学歌诀】 肘髎位于肱骨边,曲池外上一寸间,
　　　　　　肩臂肘痛与麻木,屈伸不利或拘挛。

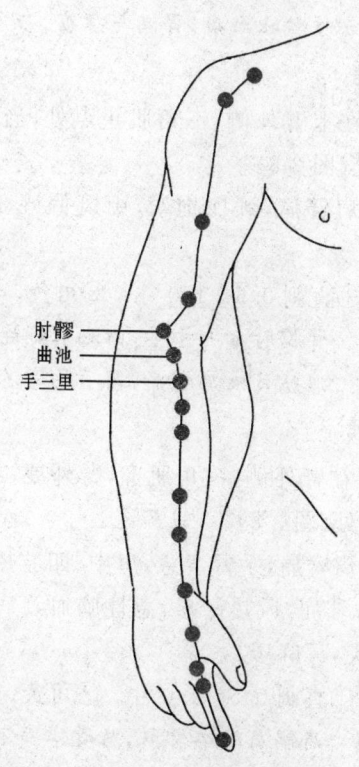

图 3-7 手三里、曲池、肘髎穴

13. 手五里

【定 位】 在上臂外侧,当曲池与肩髃连线上,曲池上 3 寸处(图 3-8)。

【主 治】 肘臂神经痛,瘰疬,上肢不遂,肩周炎,颈淋巴结炎,甲状腺肿。

【刺灸法】 ①避开动脉,直刺 0.5～1.0 寸。②可灸。

【助学歌诀】 屈肘取五里,曲池连肩髃,
　　　　　　曲池上三寸,肘臂挛痛急,

咳嗽吐血痰,胃满与瘰疬。

14. 臂臑

【定　位】　在上臂外侧,三角肌止点处,当曲池与肩髃连线上,曲池上7寸处(图3-8)。

【主　治】　肩臂痛,颈项拘挛,中风偏瘫,甲状腺肿,瘰疬,目疾。

【刺灸法】　①直刺0.5～1.0寸。②可灸。

【助学歌诀】　臂臑肘上七寸量,曲池肩髃连线上,
　　　　　　瘰疬目疾肩臂痛,颈项拘挛不用慌。

15. 肩　髃

【定　位】　在臂外侧,三角肌上,臂外展,或向前平伸时,当肩峰前下方凹陷处(图3-8)。

【主　治】　肩臂痛,手臂挛急,肩中、四肢热,手背红肿,半身不遂,瘰疬诸瘿,乳痈,风热瘾疹,急性脑血管病后遗症,肩周炎,臂神经痛,乳腺炎,荨麻疹。

【刺灸法】　①直刺0.5～1.0寸。②可灸。

【助学歌诀】　肩髃肩端举臂取,肩臂挛痛不遂医。
　　　　　　阳明阳跷相交会,尚治瘾疹和瘰疬。

16. 巨　骨

【定　位】　在肩上部,当锁骨肩峰端与肩胛冈之间凹陷处(图3-8)。

【主　治】　肩臂痛,抬举不利,背痛,瘰疬,瘿气,颈淋巴结炎,甲状腺肿。

【刺灸法】　直刺,微斜向外下方,进针0.5～1.0寸。

【助学歌诀】　巨骨两骨间凹陷,肩胛岗与锁骨肩,
　　　　　　肩臂疼痛难屈伸,淋巴结核甲状腺。

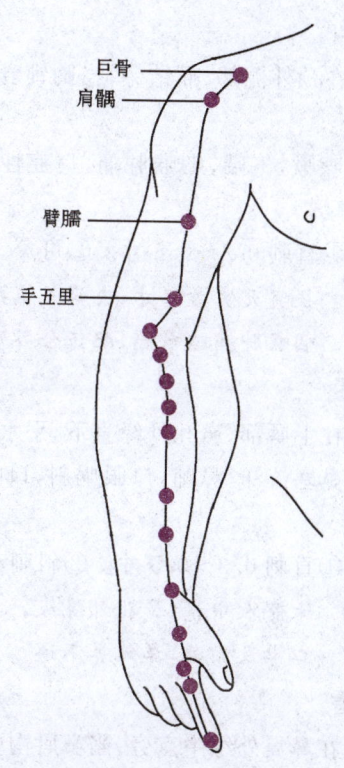

图 3-8　手五里、臂臑、肩髃、巨骨穴

17. 天　鼎

【定　位】　在颈外侧部,胸锁乳突肌后缘,当喉结旁,扶突与缺盆连线中点(图 3-9)。

【主　治】　癔症性失语,咽喉肿痛,瘰疬,瘿气,咳嗽,气喘,神经性呃逆。

【刺灸法】　①直刺 0.5～0.8 寸。②可灸。

【助学歌诀】　天鼎喉旁四寸真,失声气梗瘰疬人,
　　　　　　　咽喉肿痛配少商,配伍合谷瘿气遁。

18. 扶　突

【定　位】　在颈外侧部,喉结旁,当胸锁乳突肌前、后缘之间(图3-9)。

【主　治】　咳嗽,气喘,咽喉肿痛,癔症性失语,瘰疬,瘿气,呃逆,肩臂痛,偏瘫。

【刺灸法】　①直刺0.3~0.8寸。②可灸。

【助学歌诀】　扶突天突旁三寸,失声气喘瘰疬人,
　　　　　　　咽喉肿痛咳嗽喘,配伍合谷瘿气遁。

19. 口禾髎

【定　位】　在上唇部,鼻孔外缘直下,平水沟穴(图3-9)。

【主　治】　鼻塞流涕,鼻衄,口眼㖞斜,口噤,牙关紧闭,面神经炎。

【刺灸法】　①直刺0.3~0.5寸。②斜刺0.3~0.5寸。

【助学歌诀】　禾髎人中横,鼻孔外缘纵,
　　　　　　　口噤及面瘫,鼻衄鼻不通。

20. 迎　香

【定　位】　在鼻翼外缘中点旁,当鼻唇沟中间(图3-9)。

【主　治】　鼻塞,不闻香臭,鼻衄,鼻渊,鼻息肉,面痒,面部水肿,口眼㖞斜,胆管蛔虫。

【刺灸法】　①直刺0.3~0.5寸。②斜刺0.3~0.5寸。③禁灸。

【助学歌诀】　鼻翼中点外迎香,鼻塞鼻衄且面痒,
　　　　　　　口歪胆蛔不宜灸,手足阳明交会乡。

第三章 人体经穴

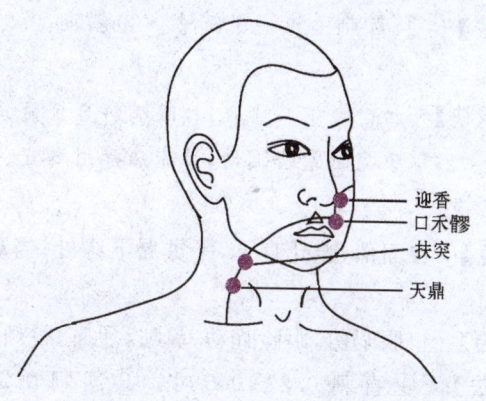

图3-9 天鼎、扶突、口禾髎、迎香穴

(三)足阳明胃经经穴

1. 承 泣

【定 位】 在面部,瞳孔直下,当眼球与眶下缘之间(图3-10)。

【主 治】 目赤肿痛,迎风流泪,夜盲,眼睑瞤动,口眼㖞斜,急、慢性结膜炎,近视,远视,散光,青光眼,色盲,睑缘炎,角膜炎,视神经炎,视神经萎缩,白内障,视网膜色素变性,眶下神经痛,面肌痉挛,面神经麻痹。

【刺灸法】 ①以左手拇指向上轻推眼球,紧靠眶下缘缓慢直刺0.3~0.7寸,不宜提插,以防刺破血管引起血肿。②禁灸。

【助学歌诀】 目下七分为承泣,目痛流泪夜盲医,
　　　　　　口眼㖞斜睑瞤目眴动,缓慢直刺不提插。

2. 四 白

【定 位】 在面部,瞳孔直下,当眶下孔凹陷处(图3-10)。

【主 治】 目赤痛痒,迎风流泪,目翳,眼睑瞤动,口眼㖞斜,眩晕,头面疼痛,三叉神经痛,面神经麻痹,面肌痉挛,角膜炎,近视,青光眼,夜盲,结膜瘙痒,角膜白斑,鼻窦炎,胆管蛔虫症。

【刺灸法】 ①直刺0.3～0.5寸。②斜刺0.3～0.5寸。③不可深刺。

【助学歌诀】 四白目下一寸取,口眼㖞斜且目瞖,
　　　　　　头痛眩晕睑瞤动,目赤痛痒用之宜。

3. 巨髎

【定　位】 在面部,瞳孔直下,平鼻翼下缘处,当鼻唇沟外侧(图3-10)。

【主　治】 口眼㖞斜,眼睑瞤动,鼻衄,牙痛,唇颊肿。

【刺灸法】 ①直刺0.2～0.5寸。②斜刺0.2～0.5寸。③可灸。

【助学歌诀】 巨髎鼻孔旁八分,口眼㖞斜肿在唇,
　　　　　　鼻衄齿痛睑瞤动,胃经阳跷交会闻。

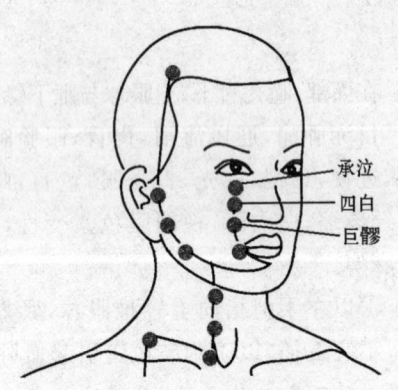

图3-10　承泣、四白、巨髎穴

4. 地仓

【定　位】 在面部口角外侧,上直对瞳孔(图3-11)。

【主　治】 唇缓不收,眼睑瞤动,口角斜,齿痛,颊肿,口中流涎,面神经麻痹,面肌痉挛,三叉神经痛,口角炎,小儿流涎。

【刺灸法】 ①直刺0.2~0.3寸,或向颊车平刺1.0~1.5寸。②可灸。

【助学歌诀】 地仓承泣直下取,口角外侧四分许,

面瘫三叉神经痛,破伤风及涎失语。

5. 大 迎

【定 位】 在下颌角前方,咬肌附着部前缘,当面动脉搏动处(图3-11)。

【主 治】 口角歪斜,口噤,牙关紧闭,失声,颊肿,牙痛,面肌痉挛。

【刺灸法】 ①直刺0.2~0.3寸。②斜刺0.3~0.5寸,避开血管。③可灸。

【助学歌诀】 大迎下颌角之前,咬肌终止部前缘,

牙关紧闭与牙痛,面颊肿胀与面瘫。

6. 颊 车

【定 位】 在面颊部,下颌角前上方约1横指(中指),当咀嚼时咬肌隆起,按之凹陷处(图3-11)。

【主 治】 口眼㖞斜,牙关紧闭,颊肿,齿痛,失声,颈项强痛,牙髓炎,冠周炎,腮腺炎,下颌关节炎,面神经麻痹,三叉神经痛,咬肌痉挛,脑血管病后遗症,甲状腺肿。

【刺灸法】 ①直刺0.3~0.5寸。②平刺0.5~1.0寸。③可灸。

【助学歌诀】 颌角前上一横指,咬肌隆起颊车是,

三叉牙痛腮腺炎,咬肌痉挛与面瘫。

7. 下 关

【定 位】 在面部耳前方,当颧弓与下颌切迹所形成的凹陷中(图3-11)。

【主 治】 牙关开合不利,口眼㖞斜,眩晕等,齿痛,面痛,耳

聋,耳鸣,颞颌关节功能紊乱,下颌关节脱位,下颌关节炎,咬肌痉挛,面神经麻痹,三叉神经痛。

【刺灸法】①直刺 0.3～1.5 寸,或深刺 1.0～1.5 寸。②可灸。

【助学歌诀】　下关耳前动脉行,耳聋耳聋及耳鸣,
　　　　　　　齿痛口噤歪口眼,交会少阳与阳明。

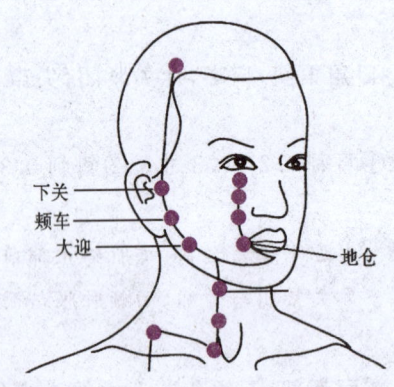

图 3-11　地仓、大迎、颊车、下关穴

8. 头　维

【定　位】在头侧部,当额角发际上 0.5 寸,头正中线旁 4.5 寸(图 3-12)。

【主　治】头痛,目痛,目眩,迎风流泪,眼睑瞤动,面瘫,偏头痛,前额神经痛,眼轮匝肌痉挛,面神经麻痹,脑出血,结膜炎,视力减退。

【刺灸法】①平刺 0.5～1.0 寸。②禁灸。

【助学歌诀】　头维神庭旁四五,口痛睑动流泪主,
　　　　　　　头痛合谷眩太冲,禁不可灸当记住。

9. 人 迎

【定　位】　在颈部,喉结旁,当胸锁乳突肌的前缘,颈总动脉搏动处(图 3-12)。

【主　治】　咽喉肿痛,胸满气逆,气喘,瘰疬,瘿气,高血压,甲状腺肿。

【刺灸法】　①直刺 0.3～0.5 寸,避开颈总动脉。②禁灸。

【助学歌诀】　人迎喉旁寸五真,高血压和瘰疬人,
　　　　　　　咽喉肿痛瘿气喘,少阳阳明灸当慎。

10. 水 突

【定　位】　在颈部,胸锁乳突肌的前缘,当人迎与气舍连线的中点(图 3-12)。

【主　治】　咽喉肿痛,咳嗽,气喘,甲状腺肿。

【刺灸法】　①直刺 0.3～0.5 寸。②斜刺 0.5～1.0 寸。③可灸。

【助学歌诀】　水突位于颈侧边,胸锁乳突肌前缘,
　　　　　　　人迎气舍间中点,咽喉肿痛与哮喘。

11. 气 舍

【定　位】　在颈部,当锁骨内侧端的上缘,胸锁乳突肌的胸骨头与锁骨头之间(图 3-12)。

【主　治】　气喘,咽喉肿痛,颈部强痛,呃逆,瘿瘤,瘰疬。

【刺灸法】　①直刺 0.3～0.5 寸。②可灸。

【助学歌诀】　气舍突下穴相乘,气喘呃逆咽喉疼,
　　　　　　　瘿瘤瘰疬颈项强,深部脏器当记清。

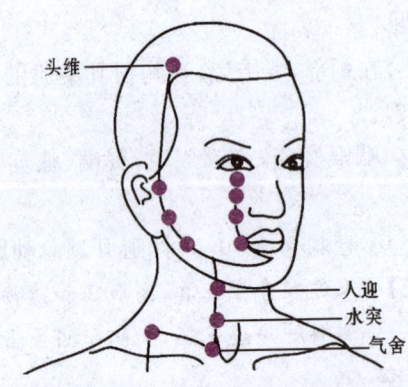

图 3-12　头维、人迎、水突、气舍穴

12. 缺　盆

【定　位】　在锁骨上窝中央,距前正中线 4 寸(图 3-13)。

【主　治】　咳嗽,气喘,呼吸喘鸣,咽喉肿痛,缺盆中痛,瘰疬,肋间神经痛。

【刺灸法】　①直刺 0.3～0.5 寸。②斜刺 0.3～0.5 寸。③可灸。

【助学歌诀】　缺盆乳头直上,锁骨上窝中央,

　　　　　　咽喉肿痛喘息,缺盆中痛瘰疬。

13. 气　户

【定　位】　在前胸部,当锁骨中点下缘,距前正中线 4 寸(图 3-13)。

【主　治】　咳嗽,气喘,咽喉肿痛,呼吸困难,呃逆,胸部胀满,胸胁痛。

【刺灸法】　①直刺 0.2～0.3 寸。②斜刺 0.3～0.5 寸。

【助学歌诀】　气户乳中线端,第一肋骨上缘,

　　　　　　胸肋胀满呃逆,支气管炎哮喘。

14. 库 房

【定　位】　在胸部,当第一肋间隙,距前正中线4寸(图3-13)。

【主　治】　咳嗽,气喘,支气管炎,咳唾脓血,胸胁胀痛。

【刺灸法】　①直刺0.2~0.3寸。②斜刺0.3~0.5寸。③可灸。

【助学歌诀】　库房位于乳中线,相交第一肋骨间,
　　　　　　　肋肋胀满与疼痛,咳嗽气逆脓血痰。

15. 屋 翳

【定　位】　在胸部,当第二肋间隙,距前正中线4寸(图3-13)。

【主　治】　咳嗽,气喘,咳唾脓血,胸胁胀痛,胸满气逆,乳痈,心律失常。

【刺灸法】　①直刺0.2~0.3寸。②斜刺0.3~0.5寸。③可灸。

【助学歌诀】　屋翳位于乳中线,相交第二肋骨间,
　　　　　　　膺窗乳中线直下,第三肋间相交叉,
　　　　　　　胸胁胀痛乳腺炎,支气管炎及哮喘。

16. 膺 窗

【定　位】　在胸部,当第三肋间隙,距前正中线4寸(图3-13)。

【主　治】　咳嗽,气喘,胸胁胀痛,乳痈,心律失常,心动过速。

【刺灸法】　①直刺0.2~0.3寸。②斜刺0.3~0.5寸。③可灸。

【助学歌诀】　咳嗽气喘用膺窗,乳痈胁痛胸肋胀。

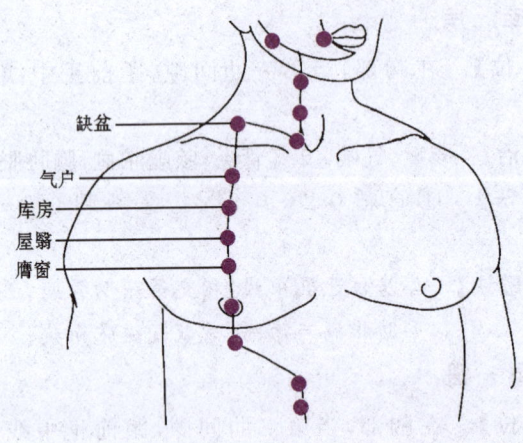

图 3-13　缺盆、气户、库房、屋翳、膺窗穴

17. 乳　中

【定　位】　在胸部,当第四肋间隙,乳头中央,距前正中线 4 寸(图 3-14)。

【主　治】　只作胸腹部取穴的定位标准。

【刺灸法】　不针不灸。

【助学歌诀】　乳中锁骨中线居,第四肋间下方倚,
　　　　　　乳头不宜针和灸,胸腹取穴标志其。

18. 乳　根

【定　位】　在胸部,当乳头直下,乳房根部,当第五肋间隙,距前正中线 4 寸(图 3-14)。

【主　治】　咳嗽,气喘,呃逆,胸痛,胸闷,乳痈,乳汁不足。

【刺灸法】　①直刺 0.2～0.3 寸。②斜刺 0.3～0.5 寸。③可灸。

【助学歌诀】　乳头下方五肋间,乳根为穴治乳腺,
　　　　　　乳汁减少乳腺炎,胸痛咳嗽与气喘。

19. 不 容

【定　位】　在上腹部,当脐中上6寸,距前正中线2寸(图3-14)。

【主　治】　胃痛,腹胀,呕吐,食欲不振。

【刺灸法】　①直刺0.2~0.3寸。②可灸。

【助学歌诀】　不容脐上六寸,正中旁开二寸,
　　　　　　　腹胀呕吐胃痛,胁痛食欲不振。

20. 承 满

【定　位】　在上腹部,当脐中上5寸,距前正中线2寸(图3-14)。

【主　治】　胃痛,呕吐,吐血,食欲不振,腹胀,咳嗽,哮喘,胁痛,肠鸣。

【刺灸法】　①直刺0.5~1.0寸。②可灸。

【助学歌诀】　承满上脘水平,一寸上接不容,
　　　　　　　胁下疼痛吐血,腹胀呕吐胃疼。

21. 梁 门

【定　位】　在上腹部,当脐中上4寸,距前正中线2寸(图3-14)。

【主　治】　胃痛,呕吐,不欲食,泄泻,胃痉挛,溃疡病,胃炎,胃神经官能症,肠炎,痢疾,消化不良。

【刺灸法】　①直刺1.0~1.5寸。②可灸。

【助学歌诀】　承满下一梁门,中脘旁开二寸,
　　　　　　　急慢胃炎溃疡,食欲缺乏胃神。

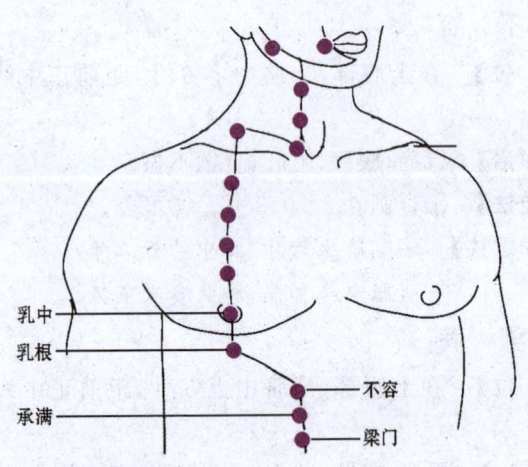

图3-14 乳中、乳根、不容、承满、梁门穴

22. 关　门

【定　位】　在上腹部,当脐中上3寸,距前正中线2寸(图3-15)。

【主　治】　腹胀,腹痛,腹泻,肠鸣,水肿,食欲不振。

【刺灸法】　①直刺0.5～1.0寸。②可灸。

【助学歌诀】　梁门下一脐上三,腹中线旁二寸关,
　　　　　　腹痛腹胀或水肿,肠鸣泄泻食不甘。

23. 太　乙

【定　位】　在上腹部,当脐中上2寸,距前正中线2寸(图3-15)。

【主　治】　胃痛,腹胀,肠鸣,呕吐,消化不良,食欲不振,心烦不宁,癫狂。

【刺灸法】　①直刺0.5～1.0寸。②可灸。

【助学歌诀】　脐上二寸关下一,中旁二寸取太乙,
　　　　　　消化不良与胃痛,心烦吐舌与癫痫。

24. 滑肉门

【定　位】　在上腹部,当脐中上1寸,距前正中线2寸(图3-15)。

【主　治】　胃痛,腹胀,肠鸣,呕吐,食欲不振,癫狂。

【刺灸法】　①直刺1.0～1.5寸。②可灸。

【助学歌诀】　滑肉门居脐上一,正中旁开二寸取,
　　　　　　　胃肠疾患与腹水,月经不调与癫疾。

25. 天　枢

【定　位】　在腹中部,平脐中,距脐中2寸(图3-15)。

【主　治】　绕脐痛,呕吐,腹胀,肠鸣,泄泻,痢疾,便秘,癥瘕,月经不调,痛经,肠痈,水肿,急慢性胃肠炎,细菌性痢疾,小儿单纯性消化不良,阑尾炎,腹膜炎,肠麻痹,肠管蛔虫症,小儿腹泻,便秘,胆囊炎,肝炎,痛经,子宫内膜炎,功能性子宫出血,肾炎。

【刺灸法】　直刺1～1.5寸。

【助学歌诀】　腹胀肠鸣用天枢,孕妇不灸大肠募,
　　　　　　　月经不调及痢疾,便秘泄泻绕脐痛。

26. 外　陵

【定　位】　在下腹部,当脐中下1寸,距前正中线2寸(图3-15)。

【主　治】　腹痛,腹胀,疝气,痛经,月经不调。

【刺灸法】　①直刺0.5～1.5寸。②可灸。

【助学歌诀】　天枢下一外陵,任脉阴交水平,
　　　　　　　胃痛腹痛腹胀,腹泻疝气痛经。

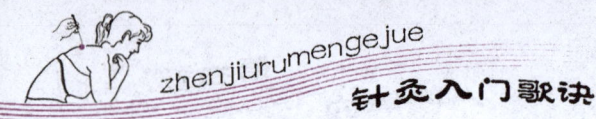

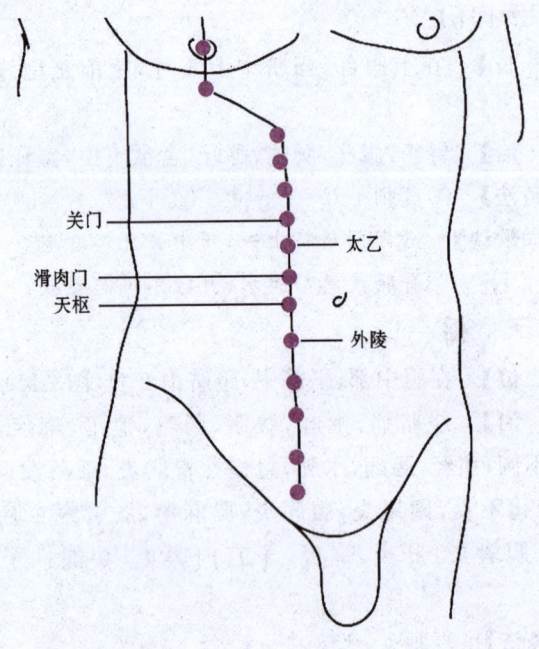

图3-15 关门、太乙、滑肉门、天枢、外陵穴

27. 大 巨

【定　位】　在下腹部,当脐中下2寸,距前正中线2寸(图3-16)。

【主　治】　小腹胀满,小便不利,便秘,疝气,遗精,早泄,阳痿,失眠。

【刺灸法】　①直刺0.5～1.5寸。②可灸。

【助学歌诀】　陵下一寸是大巨,遗精早泄并疝气,
　　　　　　　小腹胀满应直刺,小便不利配中极。

28. 水 道

【定　位】　在下腹部,当脐中下3寸,距前正中线2寸(图3-16)。

【主　治】　小腹胀满,小便不利,便秘,痛经,不孕,肾炎,水肿,尿潴留,疝气。

【刺灸法】　①直刺 0.5～1.5 寸。②可灸。

【助学歌诀】　天枢下三寻水道,关节旁开二寸找,
　　　　　　　疝气痛经盆腔炎,膀胱炎与潴留尿。

29. 归　来

【定　位】　在下腹部,当脐中下 4 寸,距前正中线 2 寸(图 3-16)。

【主　治】　腹痛,阴睾上缩入腹,阴冷肿痛,疝气、白带异常,月经不调,痛经,盆腔炎,闭经,卵巢炎,子宫内膜炎,睾丸炎,小儿腹股沟疝,阴茎痛,生殖器疾病。

【刺灸法】　①直刺 0.5～1.5 寸。②可灸。

【助学歌诀】　水道下一归来,中极二寸旁开,
　　　　　　　附睾盆腔炎症,子宫脱垂痛经。

30. 气　冲

【定　位】　在腹股沟稍上方,当脐中下 5 寸,距前正中线 2 寸(图 3-16)。

【主　治】　肠鸣腹痛,疝气,月经不调,不孕,阳痿,阴肿。

【刺灸法】　①直刺 0.5～1.0 寸。②可灸。

【助学歌诀】　月经不调选气冲,疝气肠鸣兼腹痛,
　　　　　　　冲脉起始从此穴,不孕阳痿或阴肿。

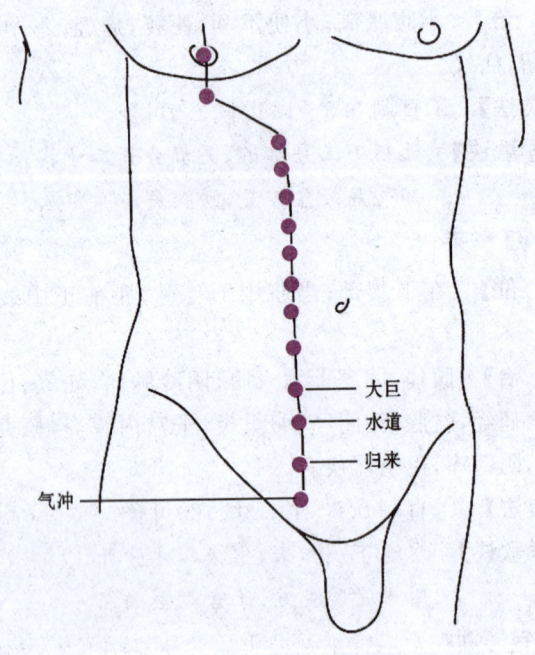

图 3-16 大巨、水道、归来、气冲穴

31. 髀 关

【定 位】 在大腿前面,当髂前上棘与髌底外侧端的连线上,屈髋时,平会阴,居缝匠肌外侧凹陷处(图 3-17)。

【主 治】 腰痛膝冷,痿痹,腹痛。

【刺灸法】 ①直刺 1.0～2.5 寸。②可灸。

【助学歌诀】 髀关位于大腿前,髂前上棘髌外缘,
　　　　　　髌上十二髂下四,下肢麻痹风湿瘫。

32. 伏 兔

【定 位】 在大腿前面,当髂前上棘与髌底外侧端的连线上,髌底上 6 寸(图 3-17)。

【主 治】 腰胯痛,腰腿冷痛,麻木,脚气,疝气、腹胀,风湿

性关节炎,股外侧皮神经炎,下肢瘫痪,下肢痉挛,荨麻疹。

【刺灸法】 ①直刺1.0~2寸。②可灸。

【助学歌诀】 伏兔髂髌连线寻,髌骨上缘上六寸,
　　　　　　　腰胯疼痛下肢瘫,股膝发冷麻木酸。

33. 阴　市

【定　位】 在大腿前面,当髂前上棘与髌底外侧端的连线上,髌底上3寸(图3-17)。

【主　治】 腿膝痿痹,屈伸不利,疝气,腹胀腹痛。

【刺灸法】 ①直刺1.0~1.5寸。②可灸。

【助学歌诀】 阴市髂髌连线,髌骨外缘上三,
　　　　　　　腿膝麻痹酸痛,屈伸不利下瘫。

34. 梁　丘

【定　位】 屈膝,在大腿前面,当髂前上棘与髌底外侧端的连线上,髌底上2寸(图3-17)。

【主　治】 胃痛,膝肿,下肢不遂,乳痈,胃痉挛,胃炎,腹泻,乳腺炎,痛经,风湿性关节炎,髌上滑囊炎,髌骨软化症,膝关节及其周围软组织病变。

【刺灸法】 ①直刺1.0~1.5寸。②可灸。

【助学歌诀】 梁丘膝上二寸记,下肢不遂肿痛膝,
　　　　　　　胃痛乳痈及血尿,直刺一寸阳明郗。

35. 犊　鼻

【定　位】 屈膝,在膝部,髌骨与髌韧带外侧凹陷中(图3-17)。

【主　治】 膝关节痛,屈伸不利,脚气,膝关节炎,膝部神经痛或麻木,下肢瘫痪,足跟痛。

【刺灸法】 ①向后内斜刺0.5~1.0寸,或透刺内膝眼。②可灸。

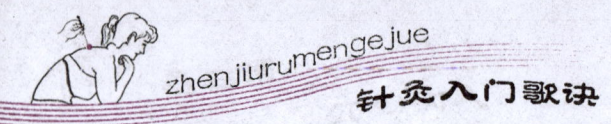

【助学歌诀】 犊鼻膝膑陷中取,屈伸不利及脚气,
下肢麻痹用此穴,膝痛阳陵足三里。

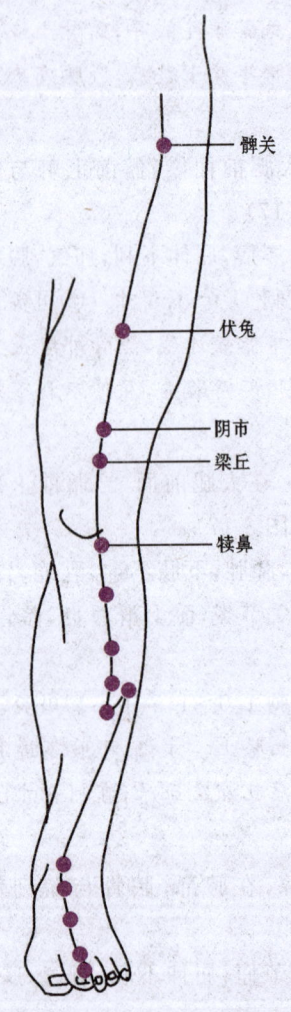

图 3-17 髀关、伏兔、阴市、梁丘、犊鼻穴

36. 足三里

【定　位】　在小腿前外侧,当犊鼻下3寸,距胫骨前缘1横指(图3-18)。

【主　治】　头晕,心悸,气短,耳鸣,产后血晕,中风脱证,胃痛,呕吐,腹胀,消化不良,疳积,泄泻,便秘,痢疾,水肿,脚气,下肢痿痹,乳痈,咳喘痰多,癫狂,妄笑。

【刺灸法】　①直刺1.0～2.5寸。②可灸。

【助学歌诀】　三里膝眼下,三寸两筋间,
　　　　　　能除胸胁痛。腹胀胃中寒,
　　　　　　肠鸣并泄泻,眼肿膝胫酸,
　　　　　　伤寒羸瘦损,气盅证诸般,
　　　　　　年过三旬后,针灸眼光全。

　　　　　　膝下三寸足三里,胃痛腹胀泄痢疾,
　　　　　　呕吐噎嗝乳肠痈,水肿癫狂下肢痹,
　　　　　　虚劳羸瘦及脚气,足阳明合壮身体。

37. 上巨虚

【定　位】　在小腿前外侧,在犊鼻下6寸,距胫骨前缘1横指(图3-18)。

【主　治】　肠中痛,腹胀,肠鸣,泄泻,痢疾,便秘,肠痈,中风瘫痪,脚气,急性细菌性痢疾,急性肠炎,急性单纯性阑尾炎,胃肠炎,疝气,便秘,消化不良,脑血管病后遗症,下肢麻痹或痉挛,膝关节肿痛,脚气。

【刺灸法】　①直刺0.5～1.5寸。②可灸。

【助学歌诀】　腹痛肠鸣上巨虚,肠痈泄泻并便秘,
　　　　　　大肠经的下合穴,下肢痿痹及脚气。

38. 条　口

【定　位】　在小腿前外侧,当犊鼻下8寸,距胫骨前缘1横

指(图3-18)。

【主　治】　小腿冷痛,麻痹,跗肿,转筋,肩背痛,脘腹疼痛,膝关节炎,下肢瘫痪,胃痉挛,肠炎,扁桃体炎。

【刺灸法】　①直刺0.5~1.5寸。②可灸。

【助学歌诀】　巨虚下二取条口,腰胫酸痛足不收,
　　　　　　　腓肌痉挛小腿痛,胃肠疾患与肩周。

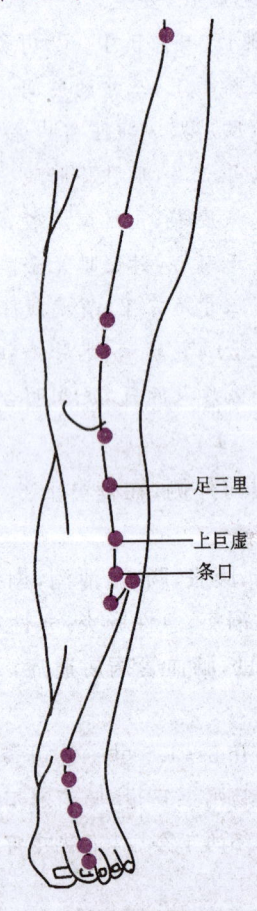

图3-18　足三里、上巨虚、条口穴

39. 下巨虚

【定　位】　在小腿前外侧,当犊鼻下9寸,距胫骨前缘1横指(图3-19)。

【主　治】　小腹痛,泄泻,痢疾,乳痈,下肢痿痹。

【刺灸法】　①直刺1.0～1.5寸。②可灸。

【助学歌诀】　上下巨虚相距三,胸腹疼痛与唇干,
　　　　　　　急慢肠炎泻脓血,下肢肿痛和瘫痪。

40. 丰　隆

【定　位】　在小腿前外侧,当外踝尖上8寸,条口外侧,距胫骨前缘2横指(图3-19)。

【主　治】　头痛,头晕,癫狂,痫证,善笑,咳嗽,哮喘,下肢痿痹、肿痛,咽喉肿痛,失眠,神经衰弱,高血压,脑出血,脑血管病后遗症,急、慢性支气管炎,哮喘,胸膜炎,急、慢性肠炎,急、慢性肝炎,胰腺炎,阑尾炎,便秘,下肢瘫痪或麻痹痉挛,腓肠肌痉挛。

【刺灸法】　①直刺1.0～1.5寸。②可灸。

【助学歌诀】　踝上八寸丰隆量,头痛眩晕病癫狂,
　　　　　　　痰咳呕吐及水肿,肢痿便秘络穴乡。

41. 解　溪

【定　位】　在足背与小腿交界处的横纹中央凹陷处,当拇长伸肌腱与趾长伸肌腱之间(图3-19)。

【主　治】　头痛,眩晕,眉棱骨痛,头面水肿,目赤,下肢痿痹,癫疾,癫痫,精神病,腓神经麻痹,踝关节周围组织扭伤,足下垂,胃炎,肠炎,高血压。

【刺灸法】　①直刺0.3～0.5寸。②可灸。

【助学歌诀】　解溪踝上系鞋处,头痛眩晕癫狂主,
　　　　　　　腹胀便秘下肢痿,阳明经穴要记牢。

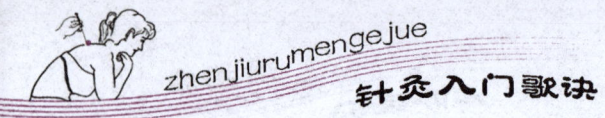

42. 冲 阳

【定 位】 在足背最高处,当拇长伸肌腱和趾长伸肌腱之间,足背动脉搏动处(图3-19)。

【主 治】 口眼㖞斜,面肿,牙痛,癫狂痫,胃病,足痿无力。

【刺灸法】 ①直刺0.3～0.5寸,避开动脉。②可灸。

【助学歌诀】 冲阳跗上五寸唤,面肿齿痛歪口眼,
　　　　　　足阳明经过为原,胃痛足痿癫狂痫。

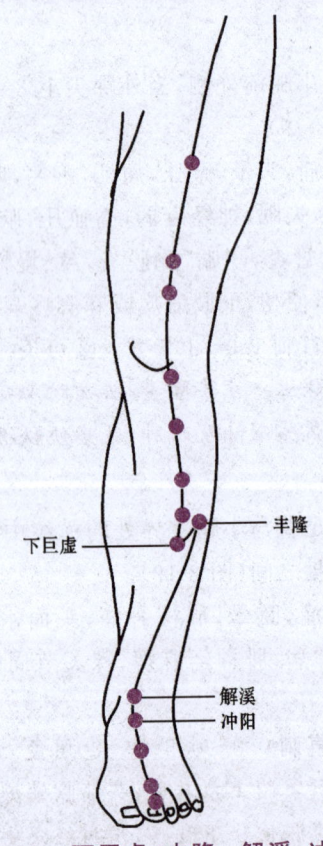

图3-19　下巨虚、丰隆、解溪、冲阳穴

43. 陷 谷

【定 位】 在足背,当第二、三跖骨结合部前方凹陷处(图3-20)。

【主 治】 面目浮肿,水肿,肠鸣腹痛,足背肿痛。

【刺灸法】 ①直刺0.3~0.5寸。②可灸。

【助学歌诀】 陷谷庭后二寸间,水肿面浮立效验,
　　　　　　肠鸣腹痛足背肿,阳明经输灸可安。

44. 内 庭

【定 位】 在足背,当二、三趾间,趾蹼缘后方赤白内际处(图3-20)。

【主 治】 咽侯肿痛,鼻衄,腹痛,腹胀,泄泻,痢疾,口,足背肿痛,牙痛,牙龈炎,扁桃体炎,胃痉挛,胃炎,急、慢性肠炎,面神经麻痹,下肢痿痹,趾跖关节痛,三叉神经痛。

【刺灸法】 ①直刺0.3~0.5寸。②斜刺0.3~0.5寸。③可灸。

【助学歌诀】 趾缝内庭居凹陷,二三跖趾关节前,
　　　　　　三叉头痛足背痛,肠病发热牙髓炎。

45. 厉 兑

【定 位】 在足第二趾末节外侧,距趾甲角0.1寸(图3-20)。

【主 治】 鼻凹,齿痛,咽喉肿痛,腹胀,热病,多梦,癫狂。

【刺灸法】 ①直刺0.1寸,或向上浅刺0.2~0.3寸。②可灸。

【助学歌诀】 厉兑大次趾端中,鼻衄齿痛咽喉肿,
　　　　　　腹胀热病兼多梦,并治癫狂不放松。

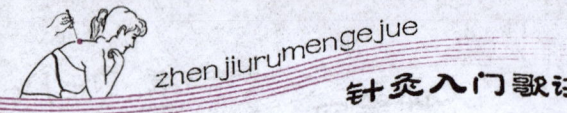

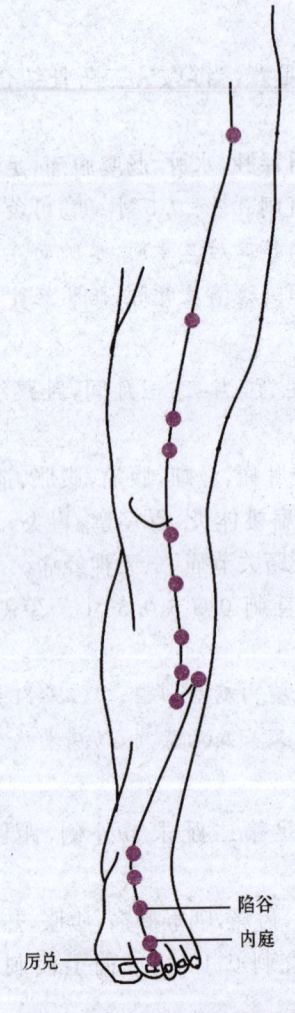

图3-20 陷谷、内庭、历兑穴

(四)足太阴脾经经穴

1. 隐 白

【定 位】 在足大趾末节内侧,距趾甲角0.1寸(图3-21)。

【主 治】 月经过多,崩漏,吐血,鼻衄,尿血,便血,腹胀,腹泻,呕吐,昏厥,尸厥,惊风,癫狂,多梦,心烦善悲,功能性子宫出血,子宫痉挛,牙龈出血,精神分裂症,神经衰弱,休克,小儿惊风,癔症,消化道出血,腹膜炎,急性胃肠炎。

【刺灸法】 ①直刺0.1寸,或斜向上刺0.2~0.3寸。②可灸。

【助学歌诀】 隐白大趾内侧端,经多崩漏血尿便,
　　　　　　足太阴经出为井,腹胀多梦惊狂癫。

2. 大 都

【定 位】 在足内侧缘,当足大趾本节(第一跖趾关节)前下方赤白肉际凹陷处(图3-21)。

【主 治】 腹胀,腹痛,腹泻,便秘,呕吐,热病无汗,体重肢肿,手足厥冷,小儿惊风。

【刺灸法】 ①直刺0.3~0.5寸。②可灸。

【助学歌诀】 节前陷中求大都,腹胀胃病呕吐谋,
　　　　　　足太阴经溜为荥,泄泻便秘热病走。

3. 太 白

【定 位】 在足内侧缘,当足大趾本节(第一跖趾关节)后下方赤白肉际凹陷处(图3-21)。

【主 治】 胃痛,呕吐,腹胀,泄泻,肠鸣,饥不欲食,痢疾,便秘,脚气,体重节痛,痿证,心痛脉缓,胸胁胀痛等,胃痉挛,胃炎,消化不良,肠炎,痔疮,腰痛,下肢麻痹或疼痛。

【刺灸法】 ①直刺0.3~0.5寸。②可灸。

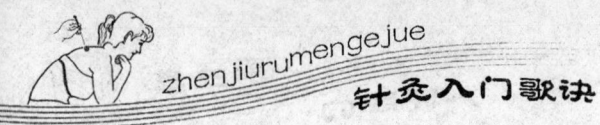

【助学歌诀】 太白内侧跖骨下,胃痛腹胀肠鸣发,
泄泻便秘兼痔漏,体重节痛输原家。

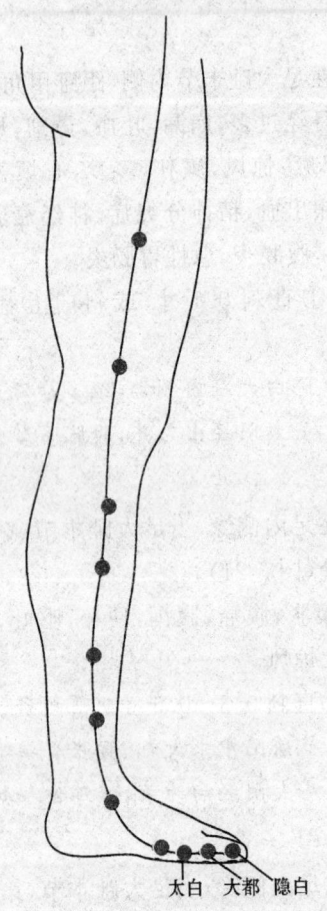

图 3-21 隐白、大都、太白穴

4. 公 孙

【定 位】 在足内侧缘,当第一跖骨基底部的前下方(图 3-22)。

【主　治】　胃痛,腹胀,肠鸣,消化不良,呕吐,腹泻,便秘,痢疾。

【刺灸法】　①直刺0.5~1.0寸。②可灸。

【助学歌诀】　节后一寸公孙呼,腹痛痢疾并泻吐,

　　　　　　　胃痛酸多配中脘,八脉交会冲脉通。

5. 商　丘

【定　位】　在足内踝前下方凹陷中,当舟骨结节与内踝尖连线的中点处(图3-22)。

【主　治】　腹胀,肠鸣,消化不良,呕吐,腹泻,便秘,痢疾,黄疸,两足无力,足踝痛。

【刺灸法】　①直刺0.3~0.5寸。②可灸。

【助学歌诀】　商丘内踝微前陷。泄泻便秘并黄疸,

　　　　　　　腹胀气海足三里,足踝肿痛经常见。

6. 三阴交

【定　位】　在小腿内侧,当足内踝尖上3寸,胫骨内侧缘后方(图3-22)。

【主　治】　脾胃虚弱,腹胀肠鸣,泄泻,胃痛,消化不良,月经不调,崩漏,经闭,癥瘕,难产,恶露不行,遗精,阳痿,不孕,遗尿,水肿,小便不利,带下,湿疹,荨麻疹,带下,足痿痹痛,脚气。

【刺灸法】　①直刺0.8~1.5寸,可透刺悬钟,亦可向下斜刺。②可灸。

【助学歌诀】　踝上三寸三阴交,肠鸣腹胀泄泻消,

　　　　　　　疝气不孕及滞产,带下阴挺经不调,

　　　　　　　下肢痿痹兼脚气,失眠阳痿遗精尿,

　　　　　　　足三阴经交会穴,孕妇禁针莫忘掉。

7. 漏　谷

【定　位】　在小腿内侧,当内踝尖与阴陵泉的连线上,距内踝尖6寸,胫骨内侧缘后方(图3-22)。

【主　　治】 腹胀,肠鸣,腹泻,腹痛,水肿,小便不利,遗精,腿膝厥冷。

【刺灸法】 ①直刺0.5~1.5寸。②可灸。

【助学歌诀】 踝上六寸是漏谷,小便不利遗精主,
　　　　　　腹胀肠鸣下肢痹,直刺可把疾病除。

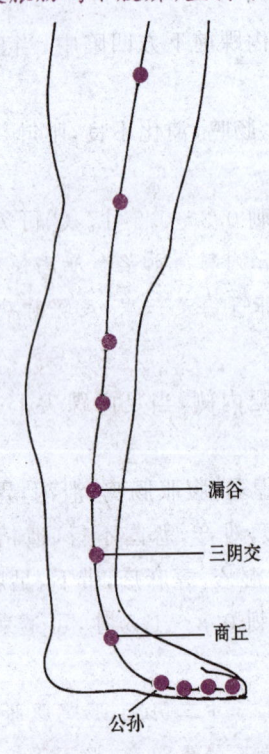

图3-22　公孙、商丘、三阴交、漏谷穴

8. 地　机

【定　　位】 在小腿内侧,当内踝尖与阴陵泉的连线上,阴陵泉下3寸(图3-23)。

【主　　治】 腹痛,腹胀,食欲不振,泄泻,痢疾,月经不调,痛

经及产后病,水肿、小便不利,腿膝麻木,疼痛,乳腺炎,功能性子宫出血,阴道炎,腰痛,遗精,精液缺乏,胃痉挛,细菌性痢疾,下肢麻痹。

【刺灸法】 ①直刺 1.0~1.5 寸。②可灸。

【助学歌诀】 踝上五寸地机朝,腹痛泄泻经不调,
　　　　　　小便不利兼水肿,痛经可配三阴交。

9. 阴陵泉

【定　位】 在小腿内侧,当胫骨内侧髁后下方凹陷处(图 3-23)。

【主　治】 水肿,暴泄,小便不利,失禁,阴茎痛,妇女阴痛,遗精,腹胀,喘逆,膝痛,小腿内侧痛,遗尿,尿潴留,尿失禁,尿路感染,肾炎,遗精,阳痿,腹膜炎,消化不良,腹水,肠炎,痢疾,阴道炎,月经不调,银屑病,失眠,膝关节炎,膝关节及其周围软组织疾患,下肢麻痹。

【刺灸法】 ①直刺 1.0~1.5 寸。②可灸。

【助学歌诀】 膝下内侧阴陵泉,腹胀泄泻并黄疸,
　　　　　　小便不利或失禁,水肿膝痛合为安。

10. 血　海

【定　位】 屈膝,在大腿内侧,髌底内侧端上 2 寸,当股四头肌内侧头的隆起处(图 3-23)。

【主　治】 崩漏,丹毒,月经过多,月经不调,痛经,经闭,皮肤湿疹,瘾疹,湿疮,瘙痒,小便淋涩,腹胀气逆,大腿内侧痛,功能性子宫出血,子宫内膜炎,湿疹,荨麻疹,神经性皮炎,睾丸炎,贫血,下肢溃疡,膝关节炎。

【刺灸法】 ①直刺 1.0~1.5 寸。②可灸。

【助学歌诀】 血海膝髌上内廉,瘾疹湿疹丹毒见,
　　　　　　崩漏经闭经不调,直刺一寸功效显。

11. 箕 门

【定　位】 在大腿内侧,当血海与冲门连线上,血海上6寸(图3-23)。

【主　治】 小便不利,遗尿,尿闭,尿路感染,腹股沟肿痛,下肢痿痹。

【刺灸法】 ①直刺0.5～1.0寸,避开动脉。②可灸。

【助学歌诀】 箕门穴在鱼腹上,小便不利或尿床,
腹股沟痛配太冲,避开动脉施针想。

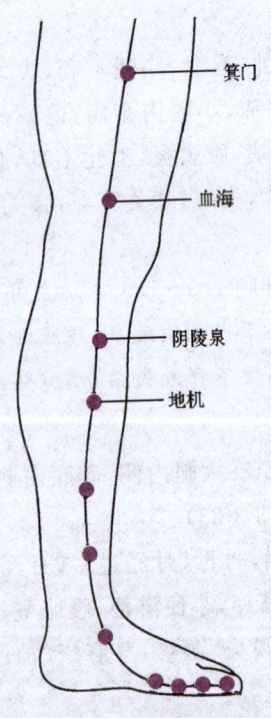

图3-23　地机、阴陵泉、血海、箕门穴

12. 冲　门

【定　位】　在腹股沟外侧,距耻骨联合上缘中点3.5寸,当髂外动脉搏动处的外侧(图3-24)。

【主　治】　腹痛,腹胀,疝气,痔痛,崩漏,带下,小便不利,精索痛,子宫脱垂。

【刺灸法】　①直刺0.5～1.0寸,避开动脉。②可灸。

【助学歌诀】　冲门横骨两端动,崩漏带下并腹痛,
　　　　　　　配伍大敦治疝气,太阴厥阴交会中。

13. 府　舍

【定　位】　在下腹部,当脐中下4寸,冲门上方0.7寸,距前正中线4寸(图3-24)。

【主　治】　腹痛,疝气,腹满积聚,便秘,子宫脱垂,精索痛。

【刺灸法】　①直刺1.0～1.5寸。②可灸。

【助学歌诀】　府舍上行七分看,腹痛疝气积聚办。

14. 腹　结

【定　位】　在下腹部,大横下1.3寸,距前正中线4寸(图3-24)。

【主　治】　腹痛,腹泻,便秘,疝气。

【刺灸法】　①直刺1.0～2.0寸。②可灸。

【助学歌诀】　腹结中旁四寸点,大横穴下一寸三,
　　　　　　　脐周疼痛及疝气,胸痛咳逆腹泻寒。

15. 大　横

【定　位】　在腹中部,距脐中4寸(图3-24)。

【主　治】　腹胀,腹痛,泄泻,痢疾,便秘,小腹痛,四肢无力,惊悸怔忡,流行性感冒,肠炎,肠麻痹,肠道寄生虫病,四肢痉挛等。

【刺灸法】　①直刺1.0～2.0寸。②可灸。

【助学歌诀】 脐旁四寸定大横,调理胃肠此穴灵,
　　　　　　腹痛腹泻与便秘,肠炎痢疾寄生虫。

16. 腹　哀

【定　位】 在上腹部,当脐中上3寸,距前正午线4寸(图3-24)。

【主　治】 消化不良,腹痛,便秘,痢疾。

【刺灸法】 ①直刺1.0～1.5寸。②可灸。

【助学歌诀】 腹哀上行三寸半,旁开四寸正中线,
　　　　　　腹痛便秘与痢疾,消化不良阴维选。

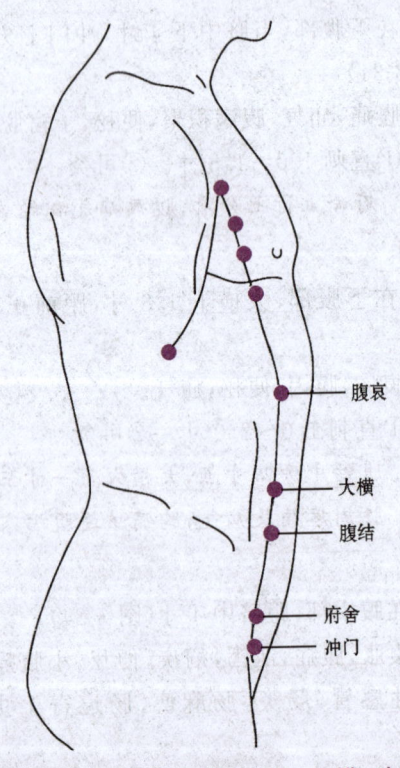

图3-24　冲门、府舍、腹结、大横、腹哀穴

17. 食　窦

【定　位】　在胸外侧部,当第五肋间隙,距前正中线6寸(图3-25)。

【主　治】　胸胁胀痛,腹胀,肠鸣,噫气,反胃,水肿。

【刺灸法】　①斜刺0.5～0.8寸。②向外平刺0.5～0.8寸。③可灸。

【助学歌诀】　中庭旁六食窦穴,胸胁胀痛噫气解,
　　　　　　反胃腹胀及水肿,不可深刺切切切。

18. 天　溪

【定　位】　在胸外侧部,当第四肋间隙,距前正中线6寸(图3-25)。

【主　治】　胸胁胀痛,咳嗽,气逆,乳痛,乳汁不足。

【刺灸法】　①斜刺0.5～0.8寸。②向外平刺0.5～0.8寸。③可灸。

【助学歌诀】　膻中去六是天溪,胸胁疼痛咳嗽医,
　　　　　　产妇乳痛乳汁少,向外平刺当切记。

19. 胸　乡

【定　位】　在胸外侧部,当第三肋间隙,距前正中线6寸(图3-25)。

【主　治】　胸胁胀痛,咳嗽,气喘。

【刺灸法】　①斜刺0.5～0.8寸。②向外平刺0.5～0.8寸。③可灸。

【助学歌诀】　胸乡穴居三肋间,正中旁开六寸沿,
　　　　　　胸胁胀痛或咳喘,肋间神经胸膜炎。

20. 周　荣

【定　位】　在胸外侧部,当第二肋间隙,距前正中线6寸(图3-25)。

【主 治】 胸胁胀痛,咳嗽,气喘。

【刺灸法】 ①斜刺 0.5~0.8 寸。②向外平刺 0.5~0.8 寸。③可灸。

【助学歌诀】 周荣穴居二肋间,正中旁开六寸沿,
　　　　　　胸胁胀痛难俯仰,咳嗽哮喘气管炎。

21. 大　包

【定　位】 在两侧胸部,腋中线上,当第六肋间隙处(图 3-25)。

【主　治】 胸胁痛,气喘,全身疼痛,四肢无力,支气管哮喘,心内膜炎,胸膜炎,肋间神经痛,全身无力。

【刺灸法】 ①斜刺 0.5~0.8 寸。②向后平刺 0.5~0.8 寸。③可灸。

【助学歌诀】 大包腋下六寸取,脾之大络莫忘记,
　　　　　　善治气喘胸胁病,全身疼痛肢无力。

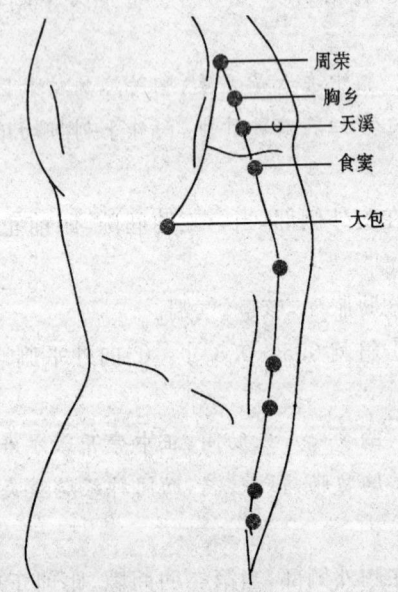

图 3-25　食窦、天溪、胸乡、周荣、大包穴

(五)手少阴心经经穴

1. 极 泉

【定 位】 在腋窝顶点,腋动脉搏动处(图3-26)。

【主 治】 冠心病,心肌炎,心绞痛,上肢疼痛,麻木,瘫痪,瘰疬,腋臭。

【刺灸法】 ①直刺0.2～0.3寸。②斜刺0.3～0.5寸。③避开腋动脉。

【助学歌诀】 腋窝顶点是极泉,胸大肌的外下缘,
　　　　　　善治胁痛肩臂痛,心痛烦渴并咽干。

2. 青 灵

【定 位】 在臂内侧,当极泉与少海的连线上,肘横纹上3寸,肱二头肌的内侧沟中(图3-26)。

【主 治】 头痛寒战,目黄,胁痛,肩臂疼痛。

【刺灸法】 ①直刺0.5～0.8寸。②可灸。

【助学歌诀】 肱二头肌内侧沟,青灵少海上三收,
　　　　　　肩臂肿痛不能举,胸胁疼痛瘰疬头。

3. 少 海

【定 位】 屈肘,当肘横纹内侧端与肱骨内上髁连线的中点处(图3-26)。

【主 治】 心痛,心悸,肩臂疼痛,腋窝部疼痛,前臂麻木疼痛,肘关节痛,肘关节挛痛等,癔症,精神分裂症,尺神经麻痹,肋间神经痛。

【刺灸法】 ①直刺0.5～1.0寸。②可灸。

【助学歌诀】 肘横纹的内侧端,肱骨内上髁连线,
　　　　　　少海在中治瘰疬,头项腋肘臂痛挛。

4. 灵 道

【定　位】　在前臂掌侧,当尺侧腕屈肌腱的桡侧缘,腕横纹上1.5寸(图3-26)。

【主　治】　心痛,癔症,肘臂挛痛。

【刺灸法】　①直刺0.5～0.8寸。②可灸。

【助学歌诀】　灵道神门上寸半,尺腕屈肌桡侧畔,
　　　　　　尺神经痛关节痛,暴喑癔症与心痛。

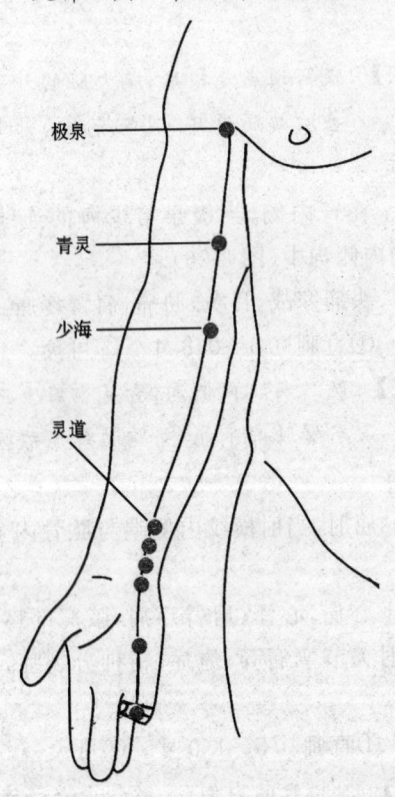

图3-26　极泉、青灵、少海、灵道穴

5. 通　里

【定　位】　在前臂掌侧,当尺侧腕屈肌腱的桡侧缘,腕横纹上1.0寸(图3-27)。

【主　治】　心悸,怔忡,癔症,舌强不语,腕臂痛。

【刺灸法】　①直刺0.5～0.8寸。②可灸。

【助学歌诀】　通里腕后一寸同,善治心悸与怔忡,
　　　　　　　癔症舌强不能语,宣刺可治腕臂痛。

6. 阴　郄

【定　位】　在前臂掌侧,当尺侧腕屈肌腱的桡侧缘,腕横纹上0.5寸(图3-27)。

【主　治】　心痛,惊悸,阴虚盗汗,吐血、衄血,癔症。

【刺灸法】　①直刺0.3～0.5寸。②可灸。

【助学歌诀】　阴郄腕后内半寸,能治心痛惊悸症,
　　　　　　　阴虚盗汗吐衄血,癔症直刺五分深。

7. 神　门

【定　位】　在腕部,腕掌侧横纹尺侧端,尺侧腕屈肌腱的桡侧凹陷处(图3-27)。

【主　治】　心痛,心悸,怔忡,健忘,失眠,痴呆,癫狂,痫证,高血压、嗜睡。

【刺灸法】　①直刺0.3～0.5寸。②可灸。

【助学歌诀】　神门掌后锐骨隆,心烦惊悸心怔忡,
　　　　　　　健忘失眠癫狂痫,心病可见胸胁痛。

8. 少　府

【定　位】　在手掌面,第四、五掌骨之间、握拳时,当小指尖处(图3-27)。

【主　治】　心慌,胸痛,小便不利,遗尿,阴痒,阴痛,小指疼痛,拘挛和掌中热。

【刺灸法】 ①直刺0.3~0.5寸。②可灸。

【助学歌诀】 少府小指本节末,小便不利遗尿多,
心悸胸痛阴痒痛,小指挛痛莫蹉跎。

9. 少 冲

【定 位】 在小指末节桡侧,距指甲角0.1寸(图3-27)。

【主 治】 心慌,心痛,癫狂,昏迷,经筋病所致的胸胁痛,腋臭,肘内侧疼痛,中风昏迷,热病癫狂。

【刺灸法】 浅刺0.1寸或点刺出血。

【助学歌诀】 小指内侧取少冲,善治心悸胸胁痛,
癫狂热病及昏迷,可配太冲与中冲。

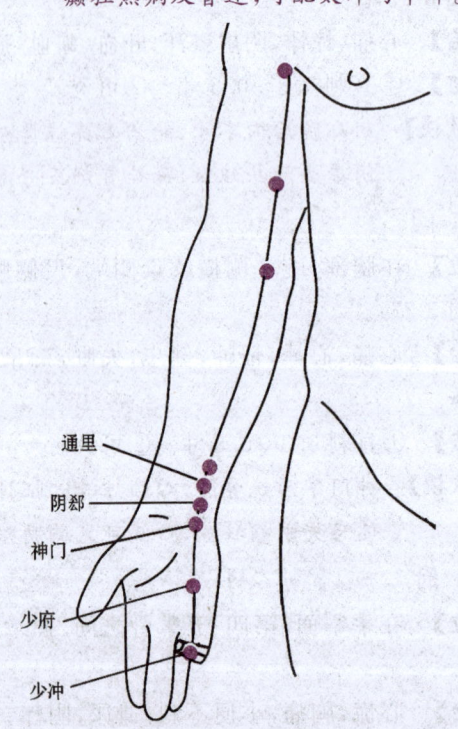

图3-27 通里、阴郄、神门、少府、少冲穴

(六)手太阳小肠经经穴

1. 少 泽

【定 位】 在小指末节尺侧,距指甲角0.1寸(图3-28)。

【主 治】 中风昏迷,热病,咽喉肿痛,目翳,肩臂外后侧痛,乳少,乳痛,头痛,昏迷,精神分裂症,咽炎,扁桃体炎,耳聋,耳鸣,耳衄,结膜炎,角膜炎,白内障,乳腺炎,乳汁分泌不足,疟疾,前臂神经痛。

【刺灸法】 ①浅刺0.1寸或点刺出血。②可灸。

【助学歌诀】 小指端外为少泽,头痛目翳昏迷热,
　　　　　　咽喉肿痛乳汁少,乳痈针井奏凯歌。

2. 前 谷

【定 位】 在手掌尺侧,微握拳,当小指本节(第五指掌关节)前的掌指横纹头赤白肉际(图3-28)。

【主 治】 头痛,目赤肿痛,耳鸣,咽喉肿痛,乳少,热病,肘臂痛。

【刺灸法】 ①直刺0.3～0.5寸。②可灸。

【助学歌诀】 前谷本节前外侧,头痛目痛耳鸣热,
　　　　　　咽喉肿痛乳汁少,太阳荥穴要记着。

3. 后 溪

【定 位】 在手掌尺侧,微握拳,当小指本节(第五指掌关节)后的远侧掌横纹头赤白肉际(图3-28)。

【主 治】 头项、颈肩部疼痛,肘臂小指拘急疼痛,癫狂,痫证,脏躁,耳聋,耳鸣,目眩,咽痛,神经系统疾病,五官科疾病,运动系统疾病,扁桃体炎,疟疾,黄疸。

【刺灸法】 ①微微握拳,由尺侧沿掌骨前向掌心直刺0.5～1.0寸。②可灸。

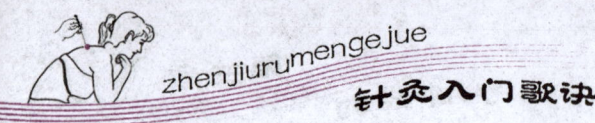

【助学歌诀】 节后横纹取后溪,头项强痛目赤医,
咽喉肿痛腰背痛,耳聋癫狂痫疟疾。
手指肘臂拘挛痛,八脉交会腧穴一。

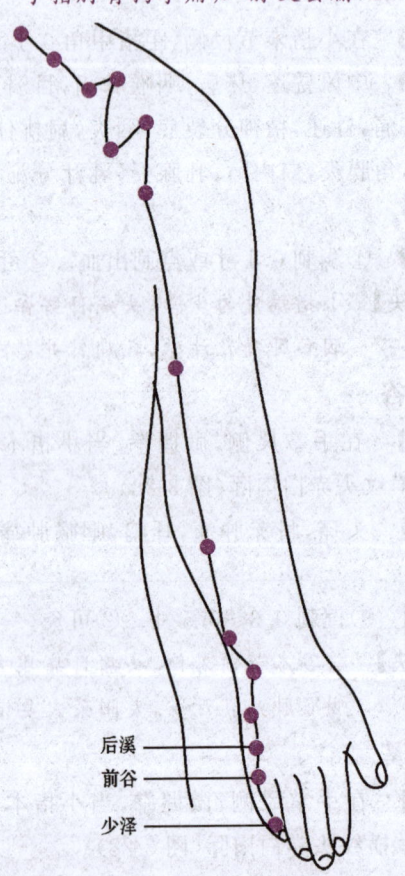

图 3-28 少泽、前谷、后溪穴

4. 腕 骨

【定 位】 在手掌尺侧,当第五掌骨基底与钩骨之间的凹陷处,赤白肉际(图 3-29)。

【主 治】 头痛,耳鸣,目翳,目赤流泪,项强,指挛臂痛,颈项颌肿,惊风,瘛疭,黄疸,胁痛,热病汗不出,疟疾,消渴。

【刺灸法】 ①直刺 0.3～0.5 寸。②可灸。

【助学歌诀】 腕骨腕前骨陷侧,头项强痛疟疾热,

　　　　　　　耳鸣目翳及黄疸,指挛腕痛原不错。

5. 阳 谷

【定　位】 在手腕尺侧,当尺骨茎突与三角骨之间的凹陷处(图 3-29)。

【主　治】 头痛,目眩,耳鸣,耳聋,热病,癫狂痫,手腕痛,臂外侧痛。

【刺灸法】 ①直刺 0.3～0.5 寸。②可灸。

【助学歌诀】 阳谷锐骨下陷肘,头痛目眩热病有,

　　　　　　　耳鸣耳聋癫狂痫,腕痛当把经穴求。

6. 养 老

【定　位】 在前臂背面尺侧,当尺骨小头近端桡侧凹缘中(图 3-29)。

【主　治】 目视不明,肩背肘臂痛,急性腰痛,脑血管病后遗症,急性腰扭伤,落枕,肩臂部神经痛等,远视眼,耳聋,视神经萎缩,眼球充血,视力减退。

【刺灸法】 ①直刺 0.5～1.0 寸。②斜刺 0.5～1.0 寸。③可灸。

【助学歌诀】 腕上一寸名养老,肩背肘臂酸痛找,

　　　　　　　目视不明配太冲,一刺经郄诸症消。

7. 支 正

【定　位】 在前臂背面尺侧,当阳谷与小海的连线上,腕背横纹上 5 寸(图 3-29)。

【主　治】 头痛,目眩,神经衰弱,颌肿,热病,癫狂,项强,肘臂酸痛。

【刺灸法】 ①直刺0.5~0.8寸。②斜刺0.5~0.8寸。③可灸。

【助学歌诀】 支正腕后五寸量,头痛目眩热病狂,
另配合谷治头痛,肘臂酸痛项背强。

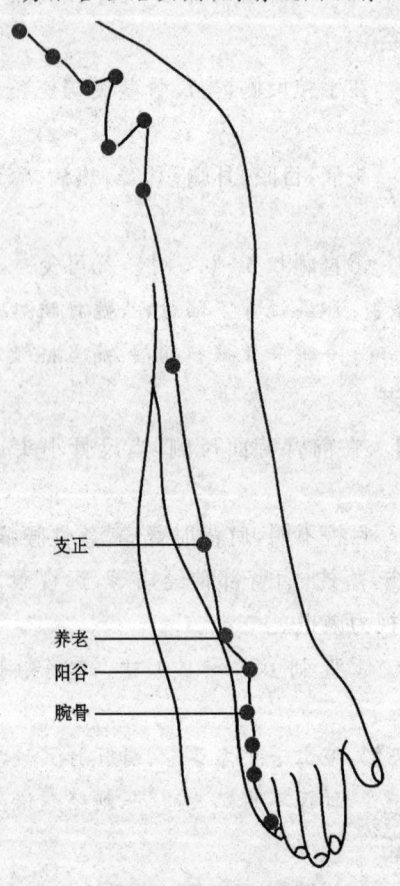

图3-29 腕骨、阳谷、养老、支正穴

8. 小 海

【定 位】 在肘内侧,当尺骨鹰嘴与肱骨内上髁之间凹陷处

(图 3-30)。

【主　治】　肘臂疼痛,癫狂,痫证,头痛,目眩,耳鸣,疡肿,精神分裂症,舞蹈病。

【刺灸法】　①直刺 0.5～0.8 寸。②可灸。

【助学歌诀】　肱内上髁鹰嘴间,尺神经沟小海现,
　　　　　　耳聋耳鸣头痛晕,舞蹈癫狂手震颤,
　　　　　　肩背臂肘颈项痛,颌肿龈炎上肢瘫。

9. 肩　贞

【定　位】　在肩关节后下方,臂内收时,腋后纹头上 1 寸(图 3-30)。

【主　治】　肩胛痛,手臂痛,缺盆痛,耳鸣,耳聋,牙痛,肩关节周围炎,脑血管病后遗症,头痛。

【刺灸法】　①直刺 1.0～1.5 寸。②可灸。

【助学歌诀】　垂臂合腋取肩贞,腋后皱襞上一寸,
　　　　　　肩胛疼痛臂不举,耳聋耳鸣热恶寒。

10. 臑　俞

【定　位】　在肩部,当腋后纹头直上,肩胛冈下缘凹陷中(图 3-30)。

【主　治】　肩臂酸痛无力,肩肿,瘰疬。

【刺灸法】　①直刺 0.5～1.5 寸。②斜刺 0.5～1.5 寸。③可灸。

【助学歌诀】　腋后襞上臑俞现,肩峰突起后下陷,
　　　　　　臂痛不举臂酸软,颈项疼痛瘰疬肩。

11. 天　宗

【定　位】　在肩胛部,当冈下窝中央凹陷处,与第四胸椎相平(图 3-30)。

【主　治】　肩胛痛,肘臂外后侧痛,气喘,乳痈,乳腺炎,肩关

节周围炎,肩背软组织损伤,肘臂外后侧痛,哮喘。

【刺灸法】 ①直刺 0.5～1.0 寸。②斜刺 0.5～1.0 寸。③可灸。

【助学歌诀】 肩胛岗下取天宗,臑俞肩贞三角形,
　　　　　　肘臂疼痛肩周炎,哮喘与颊颌肿痛。

12. 秉　风

【定　位】 在肩胛部,冈上窝中央,天宗直上,举臂有凹陷处(图 3-30)。

【主　治】 肩胛疼痛,上肢酸麻疼痛,肩臂不举。

【刺灸法】 ①直刺 0.5～1.0 寸。②斜刺 0.5～1.0 寸。

【助学歌诀】 秉风岗上举有空,上肢酸麻肩胛痛,
　　　　　　手三阳合足少阳,肩胛疼痛配天宗。

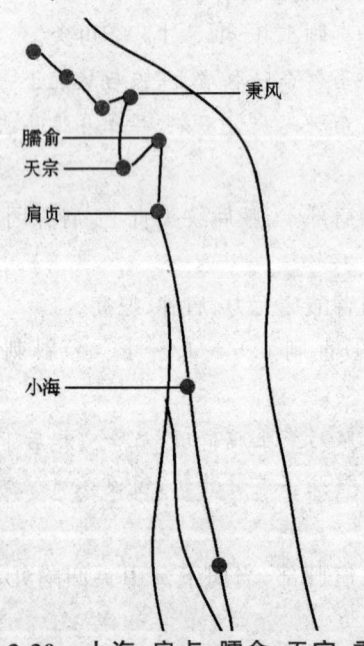

图 3-30　小海、肩贞、臑俞、天宗、秉风穴

13. 曲　垣

【定　位】　在肩胛部,冈上窝内侧端,当臑俞与第二胸椎棘突连线的中点处(图 3-31)。

【主　治】　肩胛拘急疼痛,肩臂麻木。

【刺灸法】　①直刺 0.5～1.0 寸。②斜刺 0.5～1.0 寸。③可灸。

【助学歌诀】　岗上窝之内侧端,臑俞第二胸连线,
　　　　　　　肩胛拘挛与疼痛,肩臂麻木针曲垣。

14. 肩外俞

【定　位】　在背部,当第一胸椎棘突下,旁开 3 寸(图 3-31)。

【主　治】　肩背酸痛,颈项强痛,上肢冷痛。

【刺灸法】　①斜刺 0.5～0.8 寸。②可灸。

【助学歌诀】　一二胸椎之棘突,旁开三寸肩外俞,
　　　　　　　颈项强痛上肢冷,肩臂酸麻与肩周。

15. 肩中俞

【定　位】　在背部,当第七颈椎棘突下,旁开 2 寸(图 3-31)。

【主　治】　咳嗽,气喘,目视不明,落枕,肩背疼痛,颈项强急。

【刺灸法】　①斜刺 0.5～0.8 寸。②可灸。

【助学歌诀】　第七颈椎棘突,旁开二寸中俞,
　　　　　　　肩胛背部痛患,肩周炎与哮喘。

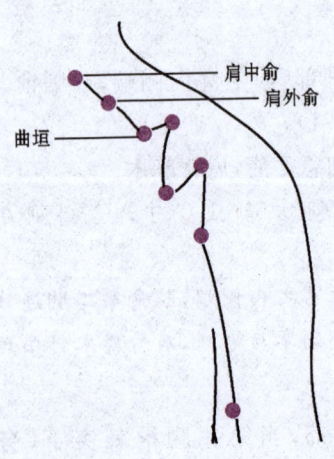

图 3-31 曲垣、肩外俞、肩中俞穴

16. 天 窗

【定 位】 在颈外侧部,胸锁乳突肌的后缘,扶突后,与喉结相平(图 3-32)。

【主 治】 咽喉肿痛,耳聋,耳鸣,颈项强痛,失声不能言。

【刺灸法】 ①直刺 0.3～0.5 寸。②可灸。

【助学歌诀】 天窗扶突后陷详,咽喉肿痛颈项强,
耳鸣耳聋暴喑症,配治列缺颈痛康。

17. 天 容

【定 位】 在颈外侧部,当下颌角的后方,胸锁乳突肌的前缘凹陷中(图 3-32)。

【主 治】 咳嗽,气喘,咽喉肿痛,耳聋,耳鸣,牙痛,颊肿,颈项强痛。

【刺灸法】 直刺 0.5～0.8 寸。

【助学歌诀】 天容耳下取颊后,耳鸣耳聋效可奏,
颈项强痛咽喉肿,配用列缺不用愁。

18. 颧髎

【定　位】　在面部,当目外眦直下,颧骨下缘凹陷处(图3-52)。

【主　治】　口眼㖞斜,眼睑瞤动,齿痛,颊肿,目赤,目黄,面赤,唇肿,面神经麻痹,面肌痉挛,三叉神经痛,牙痛。

【刺灸法】　①直刺0.3~0.5寸。②斜刺0.5~0.8寸。

【助学歌诀】　颧髎面颧锐骨量,口眼㖞斜配地仓,
　　　　　　　眼睑瞤动齿颊肿,《图翼》禁灸不能忘。

19. 听　宫

【定　位】　在面部,耳屏前,下颌骨髁状突的后方,张口时呈凹陷处(图3-52)。

【主　治】　癫狂,痫证,聋哑,耳鸣,耳聋,中耳炎,外耳道炎,失声,声音嘶哑,牙痛,面神经麻痹,面肌痉挛,三叉神经痛,颞颌关节炎。

【刺灸法】　①直刺1.0~1.5寸。②可灸。

【助学歌诀】　听宫耳中珠子上,聤耳齿痛癫痫狂,
　　　　　　　耳鸣耳聋配中渚,手足少阳手太阳。

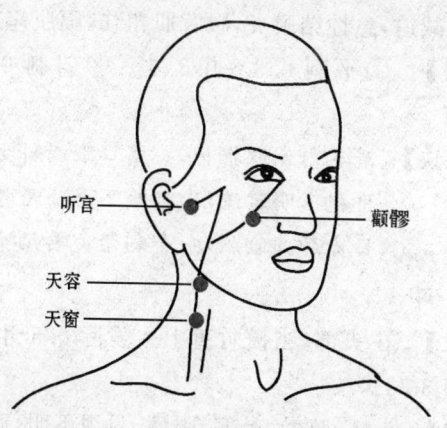

图3-32　天窗、天容、颧髎、听宫穴

(七)足太阳膀胱经经穴

1. 睛 明

【定 位】 在面部,目内眦角稍上方凹陷处(图3-33)。

【主 治】 目赤肿痛,迎风流泪,内眦痒痛,胬肉攀睛,目翳,目视不明,近视,夜盲,色盲,近视眼,视神经炎,视神经萎缩,青光眼,视网膜炎,视网膜色素变性,结膜炎,角膜白斑,急性腰扭伤,坐骨神经痛。

【刺灸法】 嘱患者闭目,医者左手轻推眼球向外侧固定,左手缓慢进针,紧靠眶缘直刺 0.5～1.0 寸。

【助学歌诀】 目内眦角是睛明,目赤肿痛流泪停,
　　　　　　目眩近视夜色盲,五脉交会目不明。

2. 攒 竹

【定 位】 在面部,当眉头凹陷中,眶上切迹处(图3-33)。

【主 治】 目赤肿痛,迎风流泪,近视,目视不明,头痛,眉棱骨痛,眼睑瞤动,口眼㖞斜,眶上神经痛,面神经麻痹,面肌痉挛,泪囊炎,视力减退,急性结膜炎,腰背肌扭伤,膈肌痉挛。

【刺灸法】 ①平刺 0.3～0.5 寸。②斜刺 0.3～0.5 寸。③禁灸。

【助学歌诀】 眉毛内侧取攒竹,头痛口眼㖞斜主。
　　　　　　目视不明常流泪,眼睑下垂痛眉骨,
　　　　　　目赤肿痛睑瞤动,平刺禁灸要记牢。

3. 眉 冲

【定 位】 在头部,当攒竹直上入发际 0.5 寸,神庭与曲差连线之间(图3-33)。

【主 治】 头痛,眩晕,鼻塞,眼病,目视不明,癫痫。

【刺灸法】 ①平刺 0.3～0.5 寸。②可灸。

【助学歌诀】 眉冲穴入前发际,神庭曲差中间取,
头痛眩晕与鼻塞,目赤肿痛与癫疾。

4. 曲 差

【定 位】 在头部,当前发际正中直上 0.5 寸,旁开 1.5 寸,即神庭与头维连线的内 1/3 与中 1/3 交点(图 3-33)。

【主 治】 头痛,眩晕,目痛,目视不明,鼻塞,鼻衄。

【刺灸法】 ①斜刺 0.3~0.5 寸。②禁灸。

【助学歌诀】 入前发际曲差属,神庭旁开一寸五,
头痛眩晕心烦闷,视弱鼻衄与鼻堵。

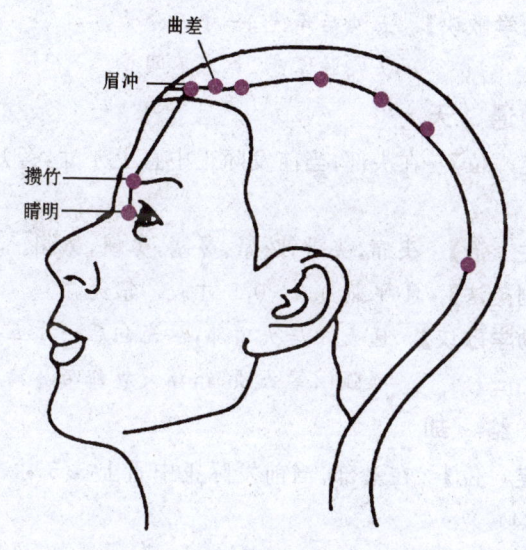

图 3-33 睛明、攒竹、眉冲、曲差穴

5. 五 处

【定 位】 在头部,当前发际正中直上 1 寸,旁开 1.5 寸(图

3-34)。

【主　治】　头痛,眩晕,目视不明,小儿惊风,癫痫。
【刺灸法】　①平刺0.3～0.5寸。②禁灸。
【助学歌诀】　五处入发一寸,曲差直后五分,
　　　　　　　鼻塞鼻衄视弱,癫痫头痛眩晕。

6. 承　光
【定　位】　在头部,当前发际正中直上2.5寸,旁开1.5寸(图3-34)。
【主　治】　头痛,目眩,视力减退,鼻塞,流涕,呕吐,热病。
【刺灸法】　①平刺0.3～0.5寸。②禁灸。
【助学歌诀】　五处后承光,一寸五分长,
　　　　　　　头痛眩晕感,鼻塞不闻香。

7. 通　天
【定　位】　在头部,当前发际正中直上4寸,旁开1.5寸(图3-34)。
【主　治】　头痛,头重,眩晕,鼻塞,鼻衄,鼻渊。
【刺灸法】　①平刺0.3～0.5寸。②禁灸。
【助学歌诀】　通天穴居头顶部,承光向后一寸五,
　　　　　　　项强眩晕头顶痛,鼻炎鼻衄与鼻堵。

8. 络　却
【定　位】　在头部,当前发际正中直上5.5寸,旁开1.5寸(图3-34)。
【主　治】　头晕,目视不明,耳鸣。
【刺灸法】　平刺0.3～0.5寸。
【助学歌诀】　通天向后一寸五,络却接近后枕部,
　　　　　　　耳鸣眩晕神分裂,头顶疼痛鼻衄堵。

9. 玉 枕

【定 位】 在后头部,当后发际正中直上 2.5 寸,旁开 1.3 寸,平枕外隆凸上缘的凹陷处(图 3-34)。

【主 治】 头项痛,眩晕,目痛,鼻塞。

【刺灸法】 ①平刺 0.3～0.5 寸。②斜刺 0.3～0.5 寸。

【助学歌诀】 玉枕夹脑一寸三,入发二五目痛减,
　　　　　　　头项疼痛配大椎,鼻塞之疾平刺痊。

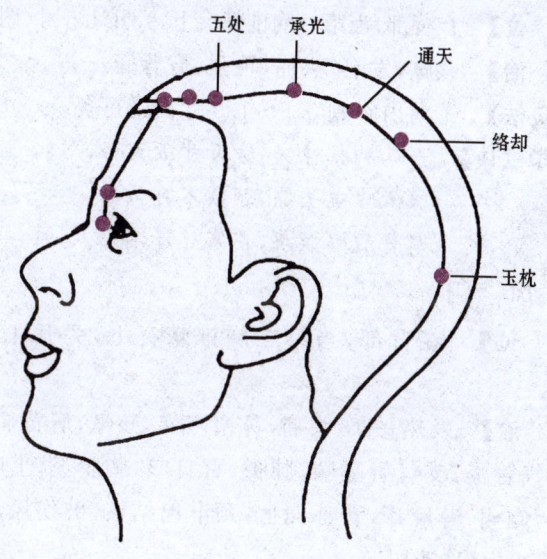

图 3-34　五处、承光、通天、络却、玉枕穴

10. 天 柱

【定 位】 在项部,大筋(斜方肌)外缘之后发际凹陷中,约当后发际正中旁开 1.3 寸(图 3-35)。

【主　治】　头痛,项强,鼻塞不闻香臭,目赤肿痛,咽痛等,肩背痛,足不任身,癔症,神经衰弱,失眠,咽喉炎,慢性鼻炎,鼻衄,颈椎病,腰扭伤。

【刺灸法】　①直刺 0.5～0.8 寸。②斜刺 0.5～0.8 寸。③可灸。

【助学歌诀】　天柱项后发际边,大筋外廉陷中献,
　　　　　　　头痛项强肩背痛,鼻塞热病癫狂痫。

11. 大　杼

【定　位】　在背部,当第一胸椎棘突下,旁开 1.5 寸(图 3-35)。

【主　治】　咳嗽,发热,头痛,项强,肩背痛。

【刺灸法】　①向内斜刺 0.5～1.0 寸。②可灸。

【助学歌诀】　一二胸椎棘突,旁开寸五大杼,
　　　　　　　咳嗽哮喘头痛,颈项不可仰俯,
　　　　　　　肩背酸痛喉痹,伤寒热汗不出。

12. 风　门

【定　位】　在背部,当第二胸椎棘突下,旁开 1.5 寸(图 3-35)。

【主　治】　发热恶寒,头痛,鼻塞多涕,咳嗽,肩背痛,流行性感冒,支气管炎,支气管哮喘,肺炎,百日咳,胸膜炎,上呼吸道感染,中风,癫痫,荨麻疹,背部痈疽,颈淋巴结核,破伤风,颈椎病,项背软组织疾患,遗尿。

【刺灸法】　①向内斜刺 0.5～0.8 寸。②可灸。

【助学歌诀】　伤风咳嗽二风门,发热头痛项强诊,
　　　　　　　胸背疼痛交督脉,斜刺五分至八分。

13. 肺　俞

【定　位】　在背部,当第三胸椎棘突下,旁开 1.5 寸(图 3-35)。

【主　治】　咳嗽,气喘,胸满,骨蒸潮热,盗汗,咯血,咽喉肿痛,腰脊痛,感冒,上呼吸道感染,支气管哮喘,肺炎,肺气肿,肺结核,颈淋巴结结核,百日咳等,皮肤瘙痒症,荨麻疹,痤疮,心内膜炎,肾炎,风湿性关节炎,胸背神经痛,背部软组织劳损。

【刺灸法】　①向内斜刺0.5～0.8寸。②可灸。

【助学歌诀】　三椎肺俞,鼻塞咳嗽喘,
　　　　　　　骨蒸潮热,吐血并盗汗。

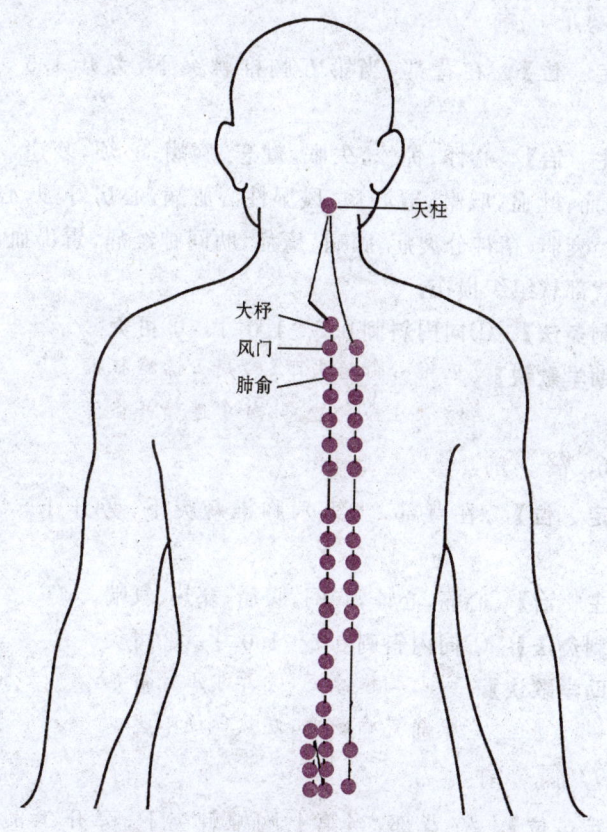

图3-35　天柱、大杼、风门、肺俞穴

14. 厥阴俞

【定 位】 在背部,当第四胸椎棘突下,旁开1.5寸(图3-36)。

【主 治】 咳嗽,心痛,心悸,胸闷,呕吐。

【刺灸法】 ①向内斜刺0.5~1.0寸。②可灸。

【助学歌诀】 四五胸椎之棘突,旁开寸五厥阴俞,
　　　　　　神经衰弱律失常,心痛胃痛与呕吐。

15. 心 俞

【定 位】 在背部,当第五胸椎棘突下,旁开1.5寸(图3-36)。

【主 治】 心悸,惊悸,失眠,健忘,癫痫,心烦,梦遗,心痛,胸引背痛,吐血,咳嗽,冠心病,风湿性心脏病,心房纤颤,心动过速,神经衰弱,精神分裂症,癫痫,癔症,肋间神经痛,胃出血,食管狭窄,背部软组织损伤。

【刺灸法】 ①向内斜刺0.5~1.0寸。②可灸。

【助学歌诀】 五椎心俞治失眠,心痛心悸癫狂痫,
　　　　　　咳嗽吐血且健忘,梦中遗精并盗汗。

16. 督 俞

【定 位】 在背部,当第六胸椎棘突下,旁开1.5寸(图3-36)。

【主 治】 心痛,心悸,胸闷,腹痛,寒热、气喘。

【刺灸法】 ①向内斜刺0.5~1.0寸。②可灸。

【助学歌诀】 六七胸椎棘突,旁开寸五督俞,
　　　　　　腹痛胃痛肠鸣,发热气逆心疼。

17. 膈 俞

【定 位】 在背部,当第七胸椎棘突下,旁开1.5寸(图3-36)。

【主　治】血虚证,出血证,血瘀证,呃逆,呕吐,胃痛,噎嗝,咳嗽,气喘,潮热,盗汗,背痛脊强,心内膜炎,心脏肥大,心动过速,贫血,慢性出血性疾患,胃炎,食管狭窄,小儿营养不良,肝炎,肠炎,肠出血,神经性呕吐,膈肌痉挛,胸膜炎,哮喘,支气管炎。

【刺灸法】　①向内斜刺0.5～1.0寸。②可灸。

【助学歌诀】　气喘咳嗽用膈俞,潮热盗汗并呃逆,
　　　　　　呕吐吐血为血会,贫血配用足三里。

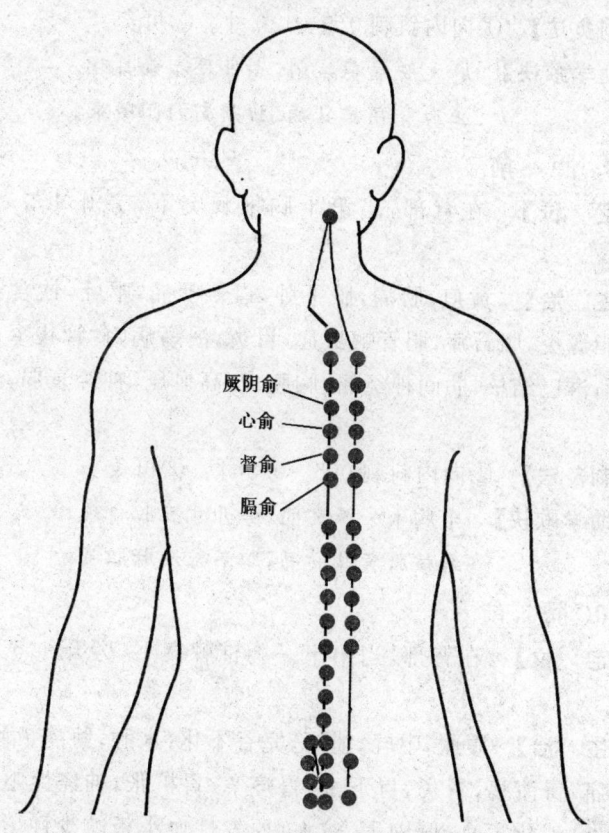

图3-36　厥阴俞、心俞、督俞、膈俞穴

18. 肝 俞

【定　位】　在背部,当第九胸椎棘突下,旁开 1.5 寸(图 3-37)。

【主　治】　黄疸,胁痛,目赤,目视不明,夜盲,目翳,吐血,衄血,眩晕,癫狂,痫证,脊背痛,急、慢性肝炎,胆石症,胆囊炎,慢性胃炎,胃扩张,胃痉挛,眼睑下垂,结膜炎,青光眼,沙眼,夜盲症,视网膜炎,偏头痛,精神病,神经衰弱,肋间神经痛。

【刺灸法】　①向内斜刺 0.5～1.0 寸。②可灸。

【助学歌诀】　肝九胁痛黄疸刺,雀目目赤兼目眩,
　　　　　　　吐血脊痛癫狂痫,胁痛支沟阳陵泉。

19. 胆 俞

【定　位】　在背部,当第十胸椎棘突下,旁开 1.5 寸(图 3-37)。

【主　治】　黄疸,胁痛,腋下肿,口苦咽痛,呕吐,饮食不下,肝炎,胆囊炎,胆石症,胆管蛔虫症,胃炎,溃疡病,食管狭窄,神经性呕吐,淋巴结核,肋间神经痛,胸膜炎,高血压,神经衰弱,失眠,癔症。

【刺灸法】　①向内斜刺 0.5～0.8 寸。②可灸。

【助学歌诀】　十胸十一棘突间,旁开寸五胆俞现,
　　　　　　　结核腰背胸胁痛,胆石症及肝胆炎。

20. 脾 俞

【定　位】　在背部,当第十一胸椎棘突下,旁开 1.5 寸(图 3-37)。

【主　治】　腹胀,呕吐,泄泻,完谷不化,水肿,胁痛,痢疾,黄疸,背痛,胃溃疡,胃炎,胃下垂,胃痉挛,胃扩张,神经性呕吐,肠炎,肝炎,消化不良,肝脾大,贫血,原发性血小板减少性紫癜,慢性出血性疾病,进行性肌营养不良,糖尿病,肾炎,肾下垂,小儿夜

盲,荨麻疹,月经不调,功能性子宫出血。

【刺灸法】 ①向内斜刺 0.5~1.0 寸。②可灸。

【助学歌诀】 十一脾俞腹胀满,呕吐泄泻并黄疸,
水肿背痛及痢疾,便血宫血兼便干。

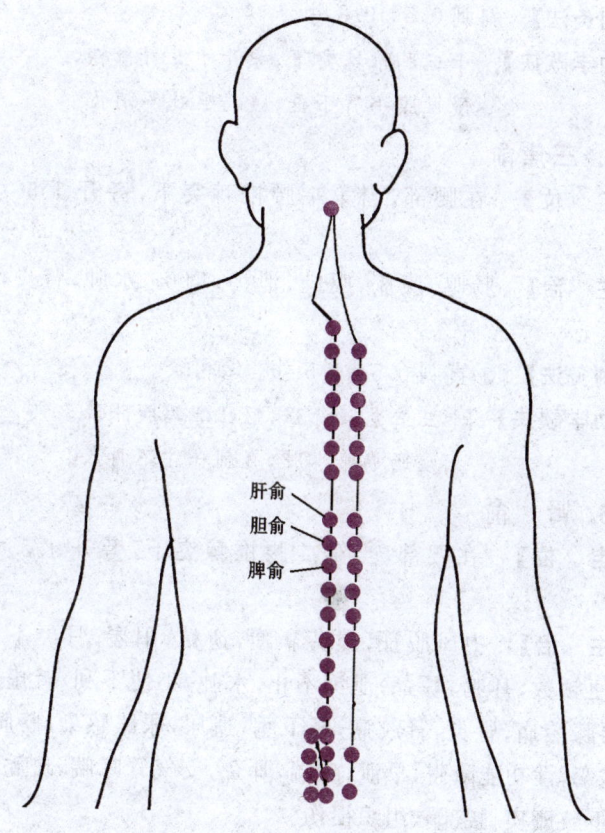

图 3-37 肝俞、胆俞、脾俞穴

21. 胃 俞

【定 位】 在背部,当第十二胸椎棘突下,旁开 1.5 寸(图 3-38)。

【主　治】　胃脘痛,呕吐,肠鸣,腹泻,胸胁痛,完谷不化,腰肌挛痛,痿证,咳嗽,经闭,痛疽,神经衰弱,进行性肌营养不良,胃炎,胃或十二指肠溃疡,胃癌,胃扩张,胃下垂,胃痉挛,肝炎,胰腺炎,肠炎,痢疾,糖尿病,神经衰弱。

【刺灸法】　斜刺 0.5～0.8 寸。

【助学歌诀】　十二胸椎棘突下,旁开寸五胃俞辖,
　　　　　　慢性腹泻胃下垂,腹痛呕吐不消化。

22. 三焦俞

【定　位】　在腰部,当第一腰椎棘突下,旁开 1.5 寸(图 3-38)。

【主　治】　肠鸣,腹胀,呕吐,泄泻,痢疾,水肿,肾炎,腰背强痛。

【刺灸法】　①直刺 0.5～1.5 寸。②可灸。

【助学歌诀】　十三三焦腰背强,呕吐泄泻腹胀降,
　　　　　　痢疾肠鸣兼水肿,直刺一寸不再长。

23. 肾　俞

【定　位】　在腰部,当第二腰椎棘突下,旁开 1.5 寸(图 3-38)。

【主　治】　中风脱证,虚劳羸瘦,遗精,阳痿,月经不调,白带,小便频数,耳鸣,耳聋,泄泻不止,水肿,小便不利,肾虚喘咳,肾虚腰膝酸痛,肾炎,肾绞痛,肾下垂,遗尿,尿路感染,膀胱肌麻痹及痉挛,性功能障碍,早泄,哮喘,耳聋,支气管哮喘,斑秃,神经衰弱,下肢瘫痪,腰部软组织损伤。

【刺灸法】　①直刺 0.8～1.5 寸。②可灸。

【助学歌诀】　十四肾俞经不调,白带水肿痛在腰,
　　　　　　耳鸣耳聋及阳痿,尚治遗精及遗尿。

24. 气海俞

【定　位】　在腰部,当第三腰椎棘突下,旁开1.5寸(图3-38)。

【主　治】　肠鸣腹胀,痔漏,痛经,月经不调,腰痛,腰膝酸软。

【刺灸法】　①直刺0.8～1.5寸。②可灸。

【助学歌诀】　第三腰椎下棘突,旁开寸五气海俞,
　　　　　　　痔疮痛经腰背疼,功血下瘫骶根炎。

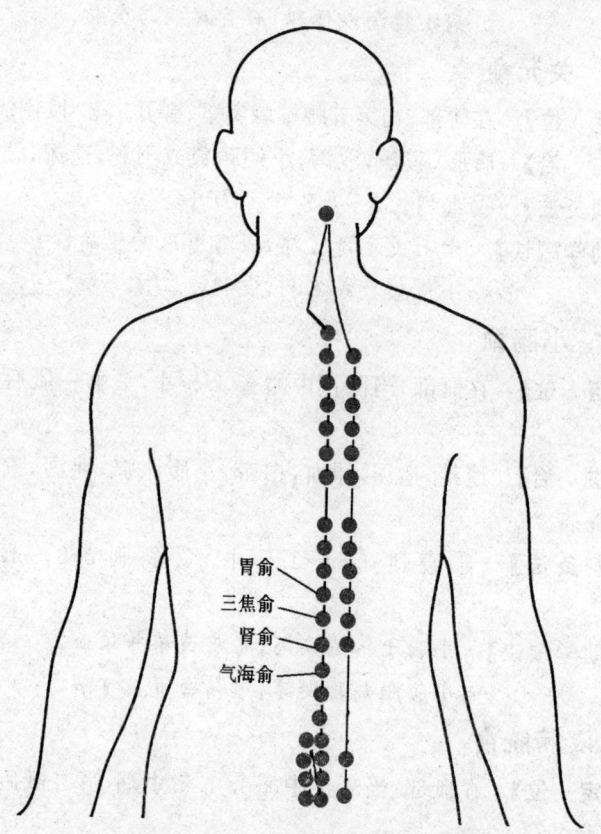

图3-38　胃俞、三焦俞、肾俞、气海俞穴

25. 大肠俞

【定　位】 在腰部,当第四腰椎棘突下,旁开1.5寸(图3-39)。

【主　治】 腹痛,腹胀,泄泻,肠鸣,便秘,痢疾,腰脊强痛,腰痛,骶髂关节炎,骶棘肌痉挛,坐骨神经痛,肠炎,小儿消化不良,肠出血,阑尾炎,肾炎,淋证,遗尿,脚气。

【刺灸法】 ①直刺0.8～1.5寸。②可灸。

【助学歌诀】 四五腰椎之棘突,旁开寸五大肠俞,
　　　　　　痢疾腹泻或便秘,腰背疼痛与坐骨。

26. 关元俞

【定　位】 在腰部,当第五腰椎棘突下,旁开1.5寸(图3-39)。

【主　治】 腹胀,腹痛,泄泻,小便频数或不利,遗尿,腰痛。

【刺灸法】 ①直刺0.8～1.5寸。②可灸。

【助学歌诀】 十七关元俞腹痛,泄泻遗尿并腰痛,
　　　　　　小便频数或不利,直刺寸二建奇功。

27. 小肠俞

【定　位】 在骶部,当骶正中嵴旁1.5寸,平第一骶后孔(图3-39)。

【主　治】 遗精,遗尿,尿血,白带,小腹胀痛,泄泻,痢疾,痔疾,腰腿痛。

【刺灸法】 ①直刺0.8～1.5寸。②斜刺0.8～1.5寸。③可灸。

【助学歌诀】 小肠十八痢疾泻,痔疾遗尿并尿血,
　　　　　　小腹胀痛腰腿疼,遗精白带针可解。

28. 膀胱俞

【定　位】 在骶部,当骶正中嵴旁1.5寸,平第二骶后孔(图3-39)。

【主　治】 小便赤涩,腹痛泄泻,淋浊,阴部肿痛生疮,腰脊

强痛,足膝寒冷无力,遗精,遗尿,腰骶神经痛,坐骨神经痛,肠炎,便秘,痢疾,膀胱炎,膀胱结石,尿道炎,肾炎,子宫内膜炎,糖尿病,脚气。

【刺灸法】 ①直刺0.8~1.2寸。②斜刺0.8~1.5寸。③可灸。

【助学歌诀】 膀胱十九通便秘,腰脊强痛遗尿治,
　　　　　　 小便不利及泄泻,直刺斜刺莫迟疑。

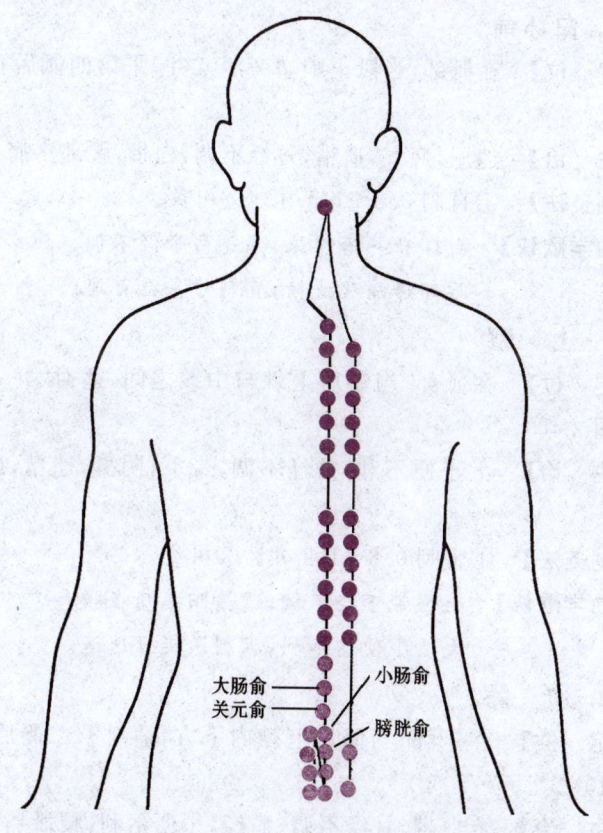

图3-39 大肠俞、关元俞、小肠俞、膀胱俞穴

29. 中膂俞

【定 位】 在骶部,当骶正中嵴旁1.5寸,平第三骶后孔(图3-40)。

【主 治】 肠炎,泄泻,疝气,腰脊强痛。

【刺灸法】 ①直刺0.8~1.5寸。②可灸。

【助学歌诀】 第三骶孔中膂俞,正中旁开一寸五,
痢疾疝气糖尿病,腰骶坐骨神经痛。

30. 白环俞

【定 位】 在骶部,当骶正中嵴旁1.5寸,平第四骶后孔(图3-40)。

【主 治】 遗尿,疝气,遗精,月经不调,白带,腰部疼痛。

【刺灸法】 ①直刺0.8~1.5寸。②可灸。

【助学歌诀】 白环卅一治遗尿,疝气白带经不调,
腰部疼痛及遗精,直刺寸半症可消。

31. 上 髎

【定 位】 在骶部,当髂后上棘与中线之间,适对第一骶后孔处(图3-40)。

【主 治】 大小便不利,月经不调,带下,阴挺,遗精,阳痿,腰痛。

【刺灸法】 ①直刺0.8~1.2寸。②可灸。

【助学歌诀】 上髎带下经不调,遗精阳痿痛在腰,
大便小便均不利,直刺阴挺可逍遥。

32. 次 髎

【定 位】 在骶部,当髂后上棘内下方,适对第二骶后孔处(图3-40)。

【主 治】 赤白带,月经不调,痛经,小便不利,腰骶痛,下肢痿痹,泌尿生殖系统疾病。

【刺灸法】 ①直刺0.8～1.2寸。②可灸。
【助学歌诀】 小便不利用次髎,疝气痛经经不调,
　　　　　　遗精带下及腰痛,下肢痿痹刺之好。

33. 中　髎

【定　位】 在骶部,当次髎下内方,适对第三骶后孔处(图3-40)。
【主　治】 便秘,泄泻,小便不利,月经不调,带下,腰痛。
【刺灸法】 ①直刺0.8～1.2寸。②可灸。
【助学歌诀】 小便不利用中髎,泄泻带下经不调,
　　　　　　便秘配用足三里,直刺寸半腰痛消。

34. 下　髎

【定　位】 在骶部,当中髎下内方,适对第四骶后孔处(图3-40)。
【主　治】 腹痛,便秘,小便不利,带下,腰痛。
【刺灸法】 ①直刺0.8～1.2寸。②可灸。
【助学歌诀】 下髎第四骶后孔,小腹急痛与腰痛,
　　　　　　肠鸣泄泻便不利,盆腔炎症与痛经。

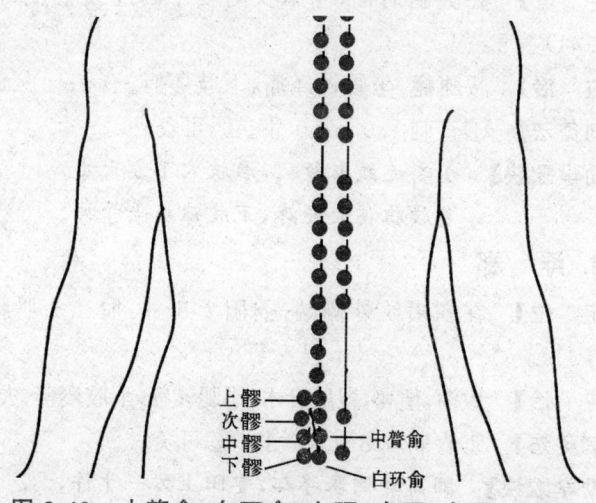

图3-40　中膂俞、白环俞、上髎、次髎、中髎、下髎穴

35. 会 阳

【定　位】　在骶部尾骨端旁开0.5寸(图3-41)。

【主　治】　泄泻,便血,痔疾,阳痿,遗精,带下,痛经。

【刺灸法】　①直刺1.0～1.5寸。②可灸。

【助学歌诀】　会阳尾骨下端取,正中旁开五分许,
　　　　　　　阳痿带下阴湿痒,痔疮泄泻与痢疾。

36. 承 扶

【定　位】　在大腿后面,臀下横纹的中点(图3-41)。

【主　治】　腰、骶、臀、股部疼痛,下肢瘫痪,痔疮,坐骨神经痛,腰骶神经根炎,小儿麻痹后遗症,便秘,尿潴留,臀部炎症。

【刺灸法】　①直刺1.0～2.0寸。②可灸。

【助学歌诀】　承扶穴居臀纹中,坐骨神经腰骶痛,
　　　　　　　下肢瘫痪与痔疮,阴部寒痛便不通。

37. 殷 门

【定　位】　在大腿后面,当承扶与委中的连线上,承扶下6寸(图3-41)。

【主　治】　腰腿痛,坐骨神经痛,下肢痿痹。

【刺灸法】　①直刺1.0～2.0寸。②可灸。

【助学歌诀】　承委连线取殷门,承扶穴下方六寸,
　　　　　　　急腰扭伤大腿疼,下肢瘫痪坐骨神。

38. 浮 郄

【定　位】　在腘横纹外侧端,委阳上1寸,股二头肌腱的内侧(图3-41)。

【主　治】　腹泻,便秘,臀股麻木,小腿转筋,下肢痿痹,失眠。

【刺灸法】　①直刺0.8～1.5寸。②可灸。

【助学歌诀】　腘窝外侧取浮郄,委阳上方一寸许,
　　　　　　　小腿三头肌痉挛,腹泻便秘腿麻痹。

39. 委 阳

【定　位】　在腘横纹外侧端,当股二头肌腱的内侧(图3-41)。

【主　治】　小便不利,腰脊强痛,腿足拘挛疼痛,痿厥,腰背肌痉挛,膝腘肿痛,腓肠肌痉挛,下腹部痉挛,肾炎,膀胱炎,乳糜尿,癫痫,热病。

【刺灸法】　①直刺1.0～2.0寸。②可灸。

【助学歌诀】　委阳腘横纹外端,小便不利并腹满,
　　　　　　腰脊腿足强挛痛,三焦下合要记全。

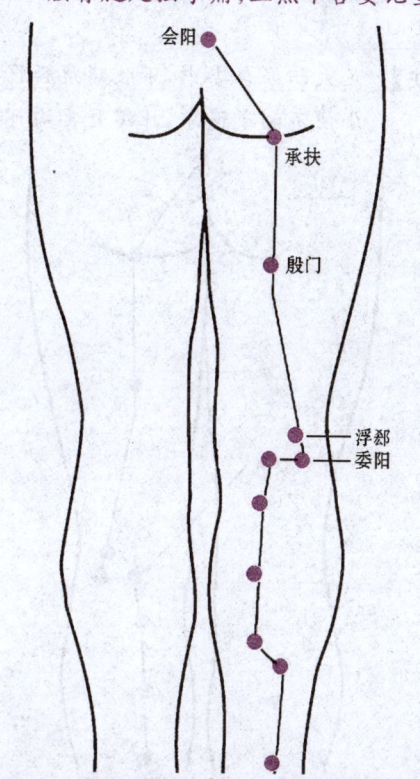

图3-41　会阳、承扶、殷门、浮郄、委阳穴

40. 委 中

【定 位】 在腘横纹中点,当股二头肌腱与半腱肌肌腱的中间(图 3-42)。

【主 治】 鼻衄,丹毒,疔疮发背,腰痛,髋关节痛,腘筋挛急,下肢痿痹,半身不遂,遗尿,小便难,腹痛,吐泻,腰背痛,急性腰扭伤,下肢瘫痪,中风后遗症,腓肠肌痉挛,风湿性膝关节炎,急性胃肠炎,霍乱,腹痛,痔疮,坐骨神经痛,癫痫,湿疹,风疹,荨麻疹,银屑病。

【刺灸法】 ①直刺 1.0～1.5 寸。②或用三棱针点刺腘静脉出血。

【助学歌诀】 足太阳经合委中,下肢痿痹腰腹痛,
　　　　　　　小便不利或遗尿,吐泻丹毒均可用。

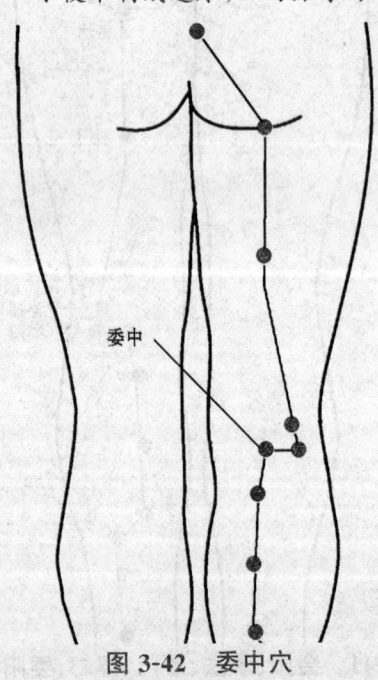

图 3-42 委中穴

第三章 人体经穴

41. 附 分
【定 位】 在背部,当第二胸椎棘突下,旁开3寸(图3-43)。
【主 治】 感冒,气喘,颈项强痛,肩背拘急,肘臂麻木。
【刺灸法】 ①斜刺0.5~0.8寸。②可灸。
【助学歌诀】 手足太阳交附分,肘臂麻木肩背沉,
颈项强痛配大椎,斜刺五分至八分。

42. 魄 户
【定 位】 在背部,当第三胸椎棘突下,旁开3寸(图3-43)。
【主 治】 肺痨,咳嗽,气喘,项强,肩背痛,感冒,支气管炎,肺结核,肺萎缩,胸膜炎,肋间神经痛,肩背上臂部疼痛或麻木。
【刺灸法】 ①斜刺0.5~0.8寸。②可灸。
【助学歌诀】 第三胸椎棘突下,魄户旁开三寸涯,
支气管炎咳哮喘,结核臂痛与肩胛。

43. 膏 肓
【定 位】 在背部,当第四胸椎棘突下,旁开3寸(图3-43)。
【主 治】 咳嗽,气喘,肺结核,健忘,盗汗,遗精,完谷不化,神经衰弱,久病体虚。
【刺灸法】 ①斜刺0.5~0.8寸。②可灸。
【助学歌诀】 完谷不化用膏肓,遗精肺痨或健忘,
尺泽肺俞治咳喘,第四胸椎三寸旁。

44. 神 堂
【定 位】 在背部,当第五胸椎棘突下,旁开3寸(图3-43)。
【主 治】 咳嗽,气喘,心痛,心悸,失眠,胸闷,脊背强痛。
【刺灸法】 ①斜刺0.5~0.8寸。②可灸。
【助学歌诀】 第五胸椎棘突下,神堂旁开三寸涯,
咳嗽气喘及胸闷,肩背疼痛心病发。

45. 譩譆

【定 位】 在背部,当第六胸椎棘突下,旁开3寸(图3-43)。

【主 治】 咳嗽,气喘,目眩,目痛,鼻衄,疟疾,热病,肩背痛。

【刺灸法】 ①斜刺0.5~0.8寸。②可灸。

【助学歌诀】 第六胸椎棘突下,譩譆旁开三寸涯,
咳嗽哮喘肩背疼,眩晕疟疾热病发。

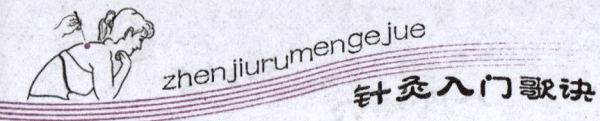

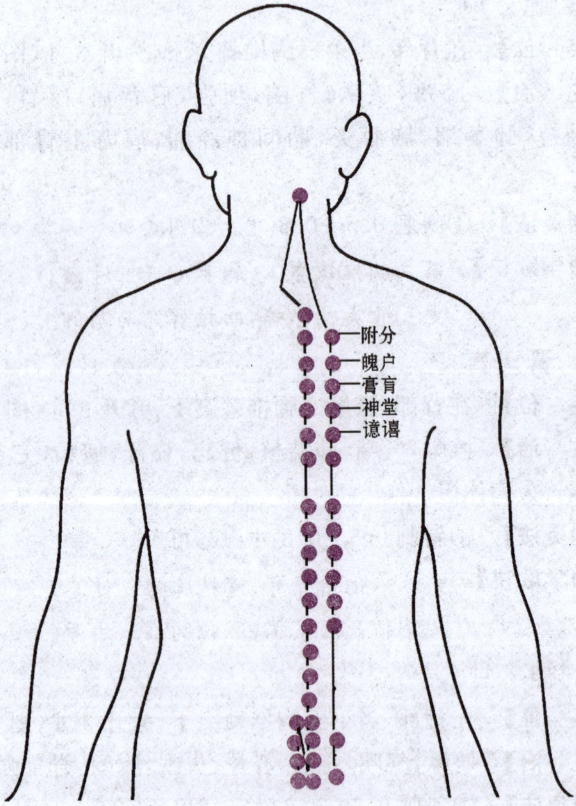

图3-43 附分、魄户、膏肓、神堂、譩譆穴

46. 膈 关

【定　位】　在背部,当第七胸椎棘突下,旁开3寸(图3-44)。

【主　治】　食欲不振,呕吐,嗳气,呃逆,胸闷,脊背强痛。

【刺灸法】　①斜刺0.5~0.8寸。②可灸。

【助学歌诀】　第七胸椎棘突下,膈关旁开三寸涯,
　　　　　　　脊背强痛难俯仰,胸闷呃逆食不下。

47. 魂 门

【定　位】　在背部,当第九胸椎棘突下,旁开3寸(图3-44)。

【主　治】　食欲不振,呕吐,肠鸣,泄泻,胸胁痛,胃痛,背痛。

【刺灸法】　①斜刺0.5~0.8寸。②可灸。

【助学歌诀】　第九胸椎棘突下,魂门旁开三寸涯,
　　　　　　　胸胁腰背及头痛,吐泻胃痛不消化。

48. 阳 纲

【定　位】　在背部,当第十胸椎棘突下,旁开3寸(图3-44)。

【主　治】　腹痛,肠鸣,泄泻,痢疾,黄疸,消渴,背痛。

【刺灸法】　①斜刺0.5~0.8寸。②可灸。

【助学歌诀】　第十胸椎棘突下,阳纲旁开三寸涯,
　　　　　　　腹痛腹胀泻黄疸,糖尿病及食不佳。

49. 意 舍

【定　位】　在背部,当第十一胸椎棘突下,旁开3寸(图3-44)。

【主　治】　腹胀,肠鸣,呕吐,泄泻,消化不良,黄疸,消渴,噎膈,脊背痛,水肿。

【刺灸法】　①斜刺0.5~0.8寸。②可灸。

【助学歌诀】　十一胸椎棘突下,意舍旁开三寸涯,
　　　　　　　背痛腹胀及消渴,黄疸吐泻不消化。

50. 胃 仓

【定　位】　在背部,当第十二胸椎棘突下,旁开3寸(图3-44)。

【主　治】　胃脘痛,腹胀,便秘,腰脊背痛,水肿,伤食吐泻。
【刺灸法】　①斜刺0.5～0.8寸。②可灸。
【助学歌诀】　十二胸椎棘突下,胃仓旁开三寸涯,
　　　　　　脊背疼痛水肿秘,胃痛呕吐食不下。

51. 肓　门

【定　位】　在腰部,当第一腰椎棘突下,旁开3寸(图3-44)。
【主　治】　腹痛,便秘,黄疸,淋证,痞块,乳疾。
【刺灸法】　①斜刺0.5～0.8寸。②可灸。
【助学歌诀】　第一腰椎棘突下,肓门旁开三寸涯,
　　　　　　胃痛腹痛及便秘,乳腺炎与肝脾大。

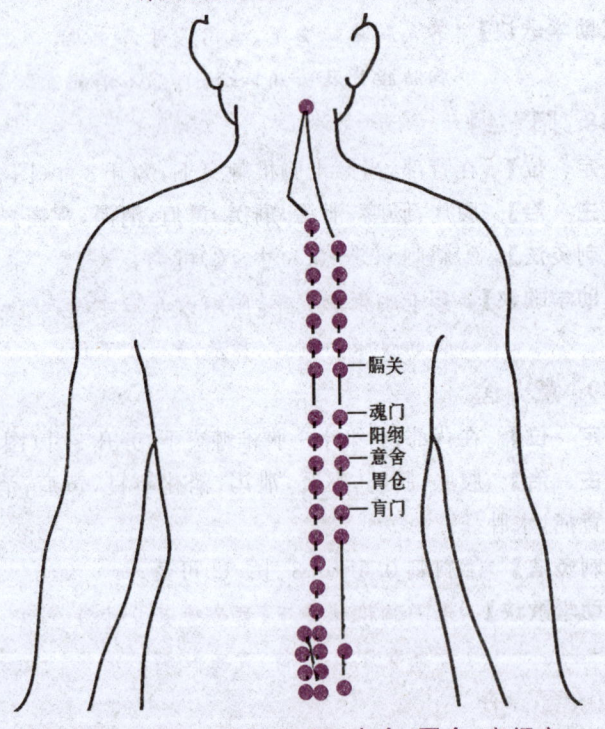

图3-44　膈关、魂门、阳纲、意舍、胃仓、肓门穴

52. 志 室

【定　位】　在腰部,当第二腰椎棘突下,旁开3寸(图3-45)。

【主　治】　遗精,阳痿,阴痛水肿,小便不利,腰脊强痛,肾炎,肾绞痛,膀胱炎,尿道炎,前列腺炎,下肢瘫痪,腰肌劳损,第三腰椎横突综合征,消化不良。

【刺灸法】　①斜刺0.8~1.5寸。②可灸。

【助学歌诀】　第二腰椎旁志室,小便不利水肿治,
　　　　　　　遗精阳痿命门配,腰脊强痛此穴使。

53. 胞 肓

【定　位】　在臀部,平第二骶后孔,骶正中嵴旁开3寸(图3-45)。

【主　治】　腹胀,肠鸣,腹泻,便秘,小便不利,阴肿疼痛,癃闭,腰脊强痛。

【刺灸法】　①直刺0.8~1.0寸。②可灸。

【助学歌诀】　志室直下胞肓,第二骶孔水平,
　　　　　　　腰痛尿潴癃闭,腹痛便秘肠鸣。

54. 秩 边

【定　位】　在臀部,平第四骶后孔,骶正中嵴旁开3寸(图3-45)。

【主　治】　腰骶痛,下肢痿痹,痔疾,大便不利,急性腰扭伤,梨状肌损伤综合征,膀胱炎,生殖器疾病,脑血管病后遗症,脱肛,坐骨神经痛。

【刺灸法】　①直刺1.0~2.0寸。②可灸。

【助学歌诀】　秩边相平四骶孔,白环俞旁寸五停,
　　　　　　　神经衰弱下肢瘫,腰骶坐骨神经痛。

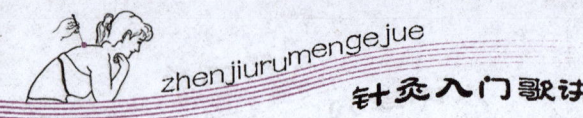

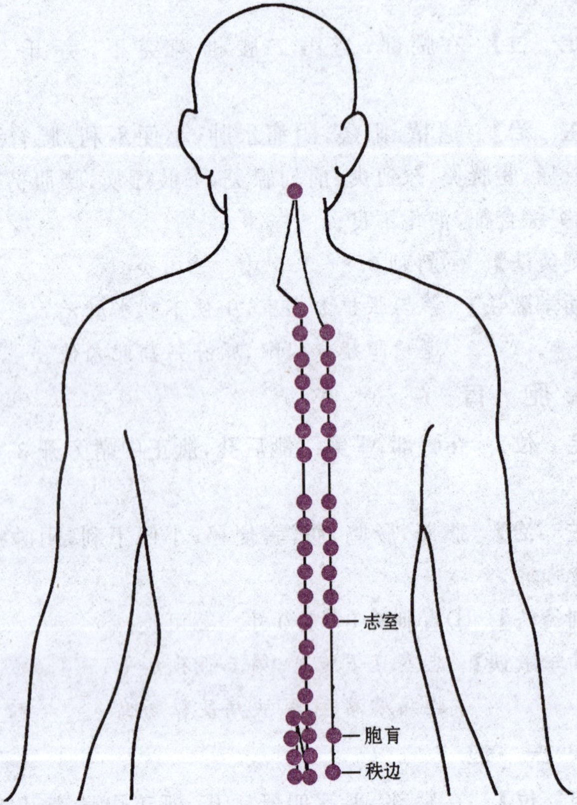

图 3-45 志室、胞肓、秩边穴

55. 合 阳

【定　位】　在小腿后面,当委中与承山的连线上,委中下 2 寸(图 3-46)。

【主　治】　腰脊强痛,下肢痹痛,疝气,崩漏,阴中暴痛,睾丸肿痛,阳痿。

【刺灸法】　①直刺 1.0～2.0 寸。②可灸。

【助学歌诀】 委中下二合阳取,腰脊强痛腿麻痹,
            功血崩漏及带下,睾丸阳痿与疝气。

56. 承 筋

【定　位】 在小腿后面,当委中与承山的连线上,腓肠肌肌腹中央,委中下5寸(图3-46)。

【主　治】 腰膝痹痛,痔疮,便秘,鼻衄,癫疾。

【刺灸法】 ①直刺1.0～2.0寸。②可灸。

【助学歌诀】 承筋腓肠肌腹容,合阳承山连线中,
            腰背强痛小腿麻,痔疮便秘小腹痛。

57. 承 山

【定　位】 在小腿后面正中,委中与昆仑之间,当伸直小腿或足跟上提时腓肠肌肌腹下出现尖角凹陷处(图3-46)。

【主　治】 腰背痛,腿痛转筋,脚气,痔疮,便秘,腹痛,癫疾,鼻衄,疝气,腰肌劳损,坐骨神经痛,腓肠肌痉挛,下肢瘫痪,痛经,小儿惊风。

【刺灸法】 ①直刺1.0～2.0寸。②可灸。

【助学歌诀】 提跟伸足看腿肚,承山位于人形处,
            腰腿疼痛腓痉挛,小儿麻痹脉管炎。
            痔疮脱肛及便秘,坐骨神经与脚气。

58. 飞 扬

【定　位】 在小腿后面,外踝后,昆仑穴直上7寸,承山穴外下方1寸处(图3-46)。

【主　治】 头痛,目眩,鼻塞,外感发热,鼻衄,腰背痛,腿软无力,癫痫,风湿性关节炎,坐骨神经痛,下肢瘫痪,膀胱炎,痔疾。

【刺灸法】 ①直刺0.8～1.0寸。②可灸。

【助学歌诀】 承山外下飞扬,昆仑七寸向上,
            头痛腰痛腿软,浮肿尿少痔疮。

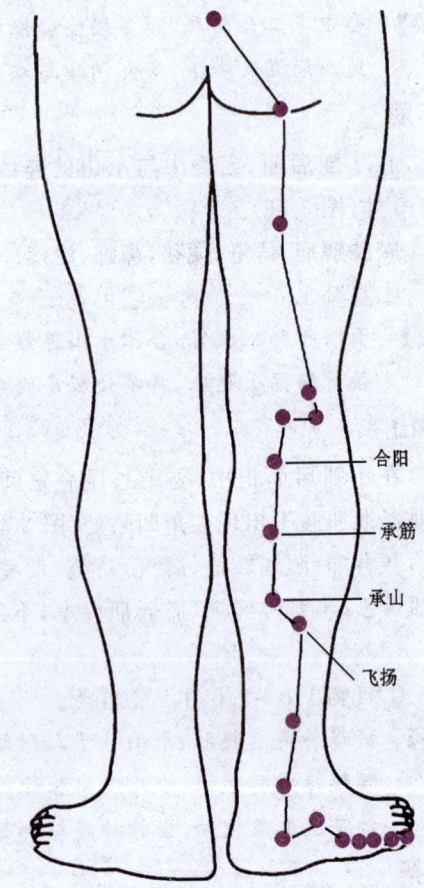

图 3-46 合阳、承筋、承山、飞扬穴

59. 跗 阳

【定　位】　在小腿后面,外踝后,昆仑穴直上3寸(图3-47)。

【主　治】　头痛,头重,目眩,腰骶痛,下肢痿痹,外踝肿痛,寒湿脚气,两足生疮。

【刺灸法】　①直刺0.5~1.0寸。②可灸。

【助学歌诀】　外踝肿痛下肢痹,当刺跗阳阳跷郄,若见头痛腰骶痛,直刺一寸较适宜。

60. 昆　仑

【定　位】　在足部外踝后方,当外踝尖与跟腱之间的凹陷处(图 3-47)。

【主　治】　头痛,目眩,鼻衄,项强,肩背拘急,腰痛,脚跟痛,难产,小儿痫证,疟疾,膝关节炎,膝关节周围软组织疾病,踝关节扭伤,下肢瘫痪,坐骨神经痛,内耳性眩晕,高血压,甲状腺肿大,脚气,佝偻病,胎盘滞留,痔疮出血。

【刺灸法】　①直刺 0.5~1.0 寸。②可灸。

【助学歌诀】　足太阳经昆仑在,孕妇刺之当落胎。
　　　　　　头痛项强痫目眩,腰骶脚跟痛难挨。

61. 仆　参

【定　位】　在足外侧部,外踝后下方,昆仑直下,跟骨外侧,赤白肉际处(图 3-47)。

【主　治】　足跟痛,足痿,癫痫,狂言。

【刺灸法】　①直刺 0.3~0.5 寸。②可灸。

【助学歌诀】　昆仑直下仆参取,跟骨外侧赤白际,
　　　　　　踝跟疼痛下肢软,晕厥癫狂痫痛疾。

62. 申　脉

【定　位】　在足外侧部,外踝直下方凹陷中(图 3-47)。

【主　治】　癫狂,痫证,失眠,头痛,眩晕,项强,腰痛,足胫寒,不能久坐,脑脊髓膜炎,内耳性眩晕,坐骨神经痛,精神分裂症,下肢瘫痪,关节炎,踝关节及其周围软组织扭伤,肠炎,脑血管病后遗症。

【刺灸法】　①直刺 0.3~0.5 寸。②可灸。

【助学歌诀】　申脉可治头痛眩,腰腿酸痛并失眠,
　　　　　　八脉交会通阳跷,目赤肿痛癫狂痫。

99

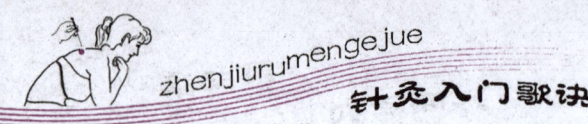

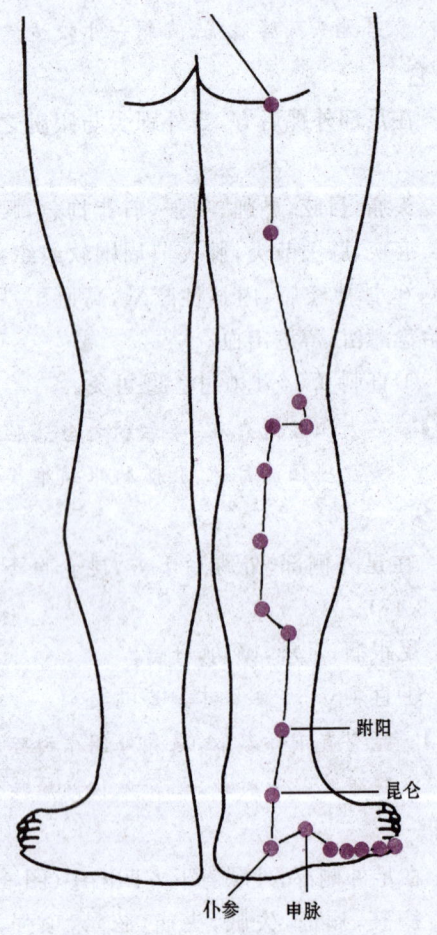

图 3-47 跗阳、昆仑、仆参、申脉穴

63. 金 门

【定 位】 在足外侧部,当外侧前缘直下,骰骨下缘处(图 3-48)。

【主 治】 头痛,牙痛,癫痫,小儿惊风,腰腿痛,肩背痛,下肢痿痹,外踝痛,足部扭伤。

【刺灸法】 ①直刺 0.3～0.5 寸。②可灸。

【助学歌诀】 金门乃是足太郄,小儿惊风癫痫医,
太阳合谷治头痛,腰痛踝痛下肢痹。

64. 京　骨

【定　位】 在足外侧部,第五跖骨粗隆下方,赤白肉际处(图3-48)。

【主　治】 头痛,眩晕,项强,目赤,目翳,鼻塞,鼻衄,癫痫,腰痛,半身不遂,寒湿脚气,两足生疮。

【刺灸法】 ①直刺0.3~0.5寸。②可灸。

【助学歌诀】 足太阳原为京骨,目翳癫痫腰痛主,
项强头痛配百会,五跖赤白肉际处。

65. 束　骨

【定　位】 在足外侧,足小趾本节(第五跖趾关节)的后方,赤白肉际处(图3-48)。

【主　治】 头痛,项强,目眩,目赤,耳聋,癫狂,腰腿痛,痔疮。

【刺灸法】 ①直刺0.3~0.5寸。②可灸。

【助学歌诀】 束骨小趾外侧找,五跖小头后方凹,
头痛项强与目眩,腰腿疼痛腹泻癫。

66. 足通谷

【定　位】 在足外侧,足小趾本节(第五跖趾关节)的前方,赤白肉际处(图3-48)。

【主　治】 头痛,项强,目眩,鼻衄,癫狂,热病,咳嗽,气喘,胸满。

【刺灸法】 ①直刺0.3~0.5寸。②可灸。

【助学歌诀】 通谷小趾外侧找,跖趾关节前下凹,
头痛项强与目眩,精神分裂鼻血涟。

67. 至　阴

【定　位】 在足小趾末节外侧,距趾甲角0.1寸(图3-48)。

101

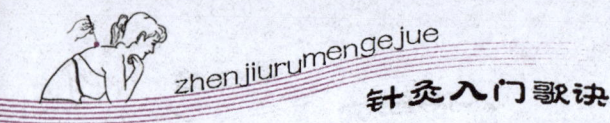

【主　治】　头痛,目痛鼻塞,鼻衄,胎位不正,难产,胞衣不下,足下热,脑出血,神经性头痛,脑血管病后遗症,眼结膜充血,角膜白斑,尿潴留,遗精。

【刺灸法】　①浅刺0.1寸。②胎位不正用灸法。

【助学歌诀】　至阴小趾外侧取,去爪甲角韭叶许,
　　　　　　　胎位不正灸此穴,难产头痛目生翳。

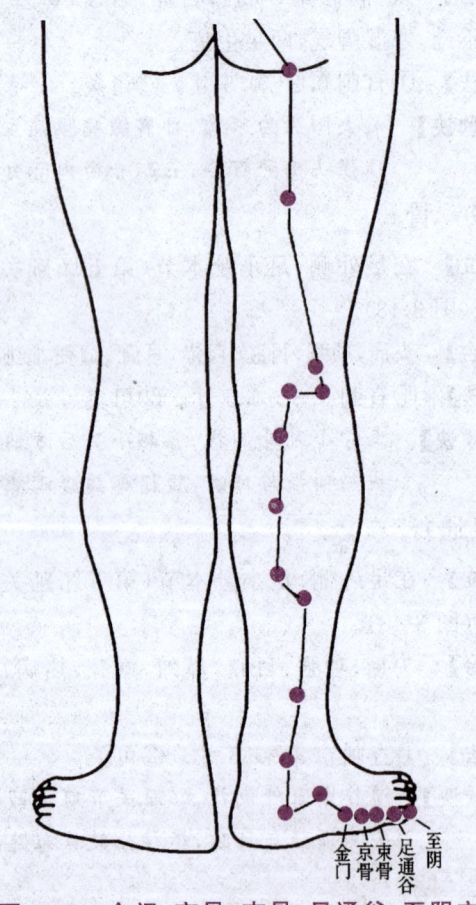

图3-48　金门、京骨、束骨、足通谷、至阴穴

(八) 足少阴肾经经穴

1. 涌 泉

【定　位】　在足底部,卷足时足前部凹陷处,当第二、三趾趾缝纹头端与足跟中点连线的前1/3与后2/3交点上(图3-49)。

【主　治】　昏厥,中暑,癫痫,目眩,头痛,眼花,咽喉痛,舌干,失声,小便不利,霍乱转筋,足心热,下肢瘫痪,小儿惊风,休克,中风昏迷,癔症,神经衰弱,精神病,失眠,眩晕,晕车,晕船,遗尿,尿潴留,肾炎,阳痿。

【刺灸法】　①直刺0.5～1.0寸。②可灸。

【助学歌诀】　足掌心中是涌泉,头痛目眩并失眠,
　　　　　　咽喉肿痛及失音,小便不利并便干,
　　　　　　小儿惊风肾井穴,头昏昏厥癫狂痫。

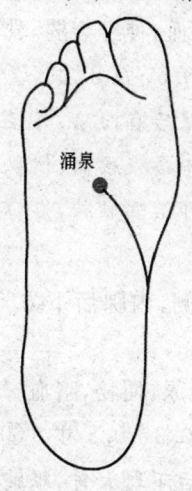

图3-49　涌泉穴

2. 然 谷

【定　位】　在足内侧缘,足舟骨粗隆下方,赤白肉际处(图

3-50)。

【主　治】　月经不调,带下,遗精,消渴,小便不利,泄泻,咯血,咽喉肿痛,小儿脐风,口噤。

【刺灸法】　①直刺 0.5～1.0 寸。②可灸。

【助学歌诀】　然谷踝前大骨边,月经不调带下见,
　　　　　　　遗精消渴尿不利,泄泻咯血咽喉炎,
　　　　　　　小儿脐风口噤病,肾经荥穴当记全。

3. 太　溪

【定　位】　在足内侧,内踝后方,当内踝尖与跟腱之间的凹陷处(图 3-50)。

【主　治】　头痛目眩,咽喉肿痛,耳鸣,耳聋,齿痛,咯血,遗精,阳痿,月经不调,小便频数,咳嗽,气喘,失眠,健忘,腰脊痛,下肢厥冷,内踝肿痛,遗尿,膀胱炎,牙痛,慢性喉炎,口腔炎,胸膜炎,支气管炎,肺气肿,贫血,神经衰弱,乳腺炎,心内膜炎,便秘。

【刺灸法】　①直刺 0.5～0.8 寸。②可灸。

【助学歌诀】　太溪踝后有凹陷,月经不调频小便,
　　　　　　　遗精阳痿兼腰痛,便秘消渴带气喘,
　　　　　　　腧原可治咽喉肿,咯血耳鸣及失眠。

4. 大　钟

【定　位】　在足内侧,内踝后下方,当跟腱附着部的内侧前方凹陷处(图 3-50)。

【主　治】　癃闭,遗尿,便秘,咯血,气喘,痴呆,足跟痛。

【刺灸法】　①直刺 0.3～0.5 寸。②可灸。

【助学歌诀】　内踝后下取大钟,跟腱附中内凹中,
　　　　　　　腰脊强痛咳哮喘,癃症嗜睡足跟痛。

5. 水　泉

【定　位】　在足内侧,内踝后下方,当太溪直下 1 寸,跟骨结

节的内侧凹陷处(图 3-50)。

【主　治】　月经不调,痛经,经闭,阴挺,小便不利。

【刺灸法】　①直刺 0.3～0.5 寸。②可灸。

【助学歌诀】　跟骨结节内侧凹,太溪下一水泉找,
　　　　　　月经不调子宫脱,痛经闭经染泌尿。

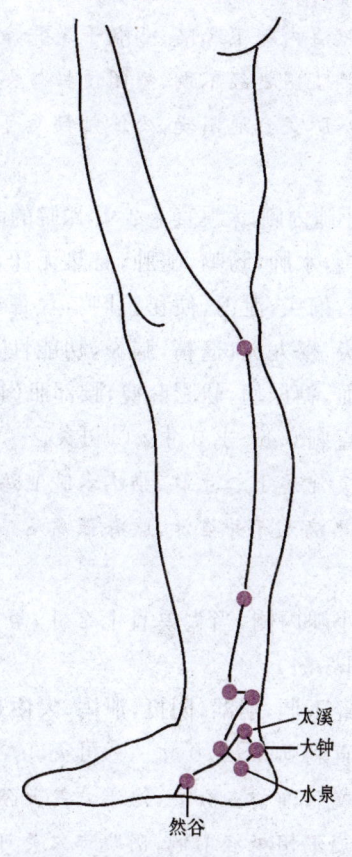

图 3-50　然谷、太溪、大钟、水泉穴

6. 照　海

【定　位】　在足内侧,内踝尖下方凹陷处(图 3-51)。

【主　治】　咽喉干痛,梅核气,目赤肿痛,失声,失眠,嗜卧,惊恐不宁,月经不调,痛经,带下,阴挺,阴痒,小便频数,慢性咽炎,扁桃体炎,鼻咽管炎,子宫脱垂,阴道炎,神经衰弱,精神分裂症,癔症,癫痫,肾炎,便秘,足踝关节及其周围组织疾病,疝气。

【刺灸法】　①直刺0.5～1.0寸。②可灸。

【助学歌诀】　照海内踝下缘陷,咽喉干燥并癫痫,
　　　　　　带下阴挺经不调,癃闭便秘与失眠,
　　　　　　八脉交会通阴跷,小便频数灸可安。

7. 复　溜

【定　位】　在小腿内侧,太溪直上2寸,跟腱的前方(图3-51)。

【主　治】　泄泻,水肿,肠鸣,腿肿,身热无汗,汗证(自汗、盗汗),足痿,腰脊强痛,痢疾,泄泻,便秘,耳鸣,耳聋,青盲,暴盲,近视眼,尿路感染,肾炎,睾丸炎,遗精,脑炎,功能性子宫出血,脊髓炎,腹膜炎,痔疮出血,糖尿病,软腭麻痹,腰部肌肉损伤。

【刺灸法】　①直刺0.5～1.0寸。②可灸。

【助学歌诀】　复溜溪上二寸取,肠鸣水肿泄泻痢,
　　　　　　热病无汗并盗汗,腰脊强痛足痿痹。

8. 交　信

【定　位】　在小腿内侧,当太溪直上2寸,复溜前0.5寸,胫骨内侧缘的后方(图3-51)。

【主　治】　月经不调,崩漏,阴挺,泄泻,大便难,疝气。

【刺灸法】　①直刺0.5～1.0寸。②可灸。

【助学歌诀】　交信溜前五分安,泄泻疝气大便难,
　　　　　　崩漏阴挺经不调,阴跷郄穴灸可燃。

9. 筑　宾

【定　位】　在小腿内侧,当太溪与阴谷的连线上,太溪上5寸,腓肠肌肌腹的内下方(图3-51)。

【主　治】　癫狂,呕吐,疝气,小腿疼痛。

【刺灸法】　①直刺 0.5～0.8 寸。②可灸。

【助学歌诀】　内踝上缘上六寸,太阴连线取筑宾,
　　　　　　　腿软无力小腿痛,疝痛肾炎精神分。

10. 阴　谷

【定　位】　在腘窝内侧,屈膝时,当半腱肌肌腱与半膜肌肌腱之间(图 3-51)。

【主　治】　阳痿,疝气,崩漏,小便困难,膝股内侧痛。

【刺灸法】　①直刺 0.5～1.2 寸。②可灸。

【助学歌诀】　阴谷膝内两筋间,阳痿疝气小便难,
　　　　　　　崩漏膝股内侧痛,肾经合穴当记全。

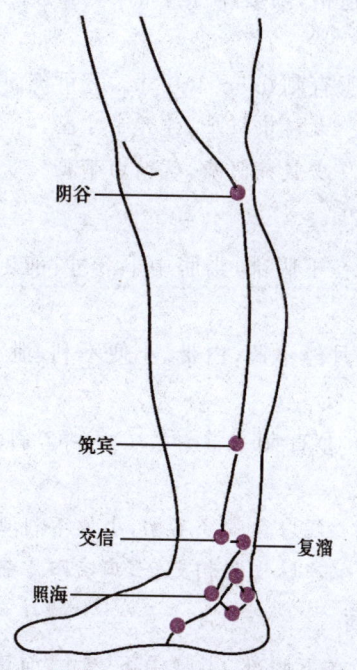

图 3-51　照海、复溜、交信、筑宾、阴谷穴

11. 横 骨

【定　位】　在下腹部,当脐中下5寸,前正中线旁开0.5寸(图3-52)。

【主　治】　少腹胀痛,遗精,阳痿,遗尿,小便不通,疝气。

【刺灸法】　①直刺1.0～1.5寸。②可灸。

【助学歌诀】　横骨平取曲骨边,少腹胀痛不小便,
　　　　　　遗精阳痿遗尿疝,冲脉少阴交会见。

12. 大 赫

【定　位】　在下腹部,当脐中下4寸,前正中线旁开0.5寸(图3-52)。

【主　治】　遗精,阳痿,阴挺,带下,月经不调,痛经,不孕,泄泻,痢疾。

【刺灸法】　①直刺0.5～1.0寸。②可灸。

【助学歌诀】　大赫中极平,旁开半寸整,
　　　　　　少腹痛阴痛,遗精白带挺。

13. 气 穴

【定　位】　在下腹部,当脐中下3寸,前正中线旁开0.5寸(图3-52)。

【主　治】　月经不调,白带,小便不利,泄泻,痢疾,腰脊痛,阳痿。

【刺灸法】　①直刺0.5～1.0寸。②斜刺1.0～1.5寸。③可灸。

【助学歌诀】　气穴白带经不调,小便不利泄泻消,
　　　　　　冲脉少阴相交会,痢疾阳痿痛在腰。

14. 四 满

【定　位】　在下腹部,当脐中下2寸,前正中线旁开0.5寸(图3-52)。

【主　治】 月经不调,痛经,带下,不孕,腹痛,便秘,疝气,遗精,遗尿,水肿。

【刺灸法】 ①直刺 0.5～1.0 寸。②斜刺 1.0～1.5 寸。

【助学歌诀】 四满石门平,旁开半寸整,
　　　　　　月经不调疝,腹痛秘遗精。

15. 中　注

【定　位】 在下腹部,当脐中下 1 寸,前正中线旁开 0.5 寸(图 3-52)。

【主　治】 月经不调,痛经,腹疼痛,大便燥结,泄泻。

【刺灸法】 ①直刺 0.8～1.2 寸。②可灸。

【助学歌诀】 中注阴交平,旁开半寸整,
　　　　　　便秘尿淋涩,腹痛不调经。

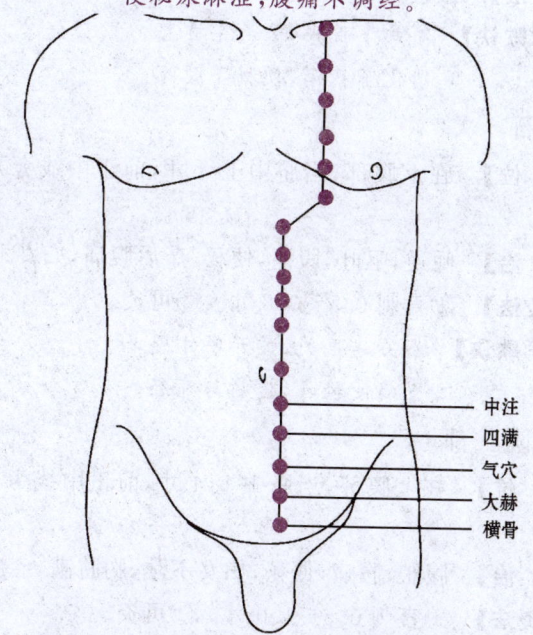

图 3-52　横骨、大赫、气穴、四满、中注穴

16. 肓　俞

【定　位】　在腹中部,当脐中旁开0.5寸(图3-53)。

【主　治】　腹痛绕脐,呕吐,腹胀,泄泻,便秘,月经不调,腰脊痛。

【刺灸法】　①直刺0.5～1.0寸。②可灸。

【助学歌诀】　肓俞神厥平,旁开半寸整,
　　　　　　　腹痛腹胀吐,目赤肠疝疼。

17. 商　曲

【定　位】　在上腹部,当脐中上2寸,前正中线旁开0.5寸(图3-53)。

【主　治】　腹痛,泄泻,便秘,腹中积聚。

【刺灸法】　①直刺0.5～1.0寸。②可灸。

【助学歌诀】　商曲下脘平,旁开半寸整,
　　　　　　　消化不良泻,便秘下腹疼。

18. 石　关

【定　位】　在上腹部,当脐中上3寸,前正中线旁开0.5寸(图3-53)。

【主　治】　呃逆,呕吐,腹痛,便秘,产后腹痛,妇女不孕。

【刺灸法】　①直刺0.5～0.8寸。②可灸。

【助学歌诀】　石关建里关,旁开半寸整,
　　　　　　　胃痛便秘吐,腹痛与痛经。

19. 阴　都

【定　位】　在上腹部,当脐中上4寸,前正中线旁开0.5寸(图3-53)。

【主　治】　腹胀,腹痛,便秘,妇女不孕,胸胁满,疟疾。

【刺灸法】　①直刺0.5～1.0寸。②可灸。

【助学歌诀】　阴都中脘相平,旁开半寸穴应,便秘哮喘目赤,腹痛腹胀肠鸣。

20. 腹通谷

【定　位】　在上腹部,当脐中上5寸,前正中线旁开0.5寸(图3-53)。

【主　治】　腹痛,腹胀,呕吐,消化不良,心痛,心悸,胸痛,失声。

【刺灸法】　①直刺0.5～1.0寸。②可灸。

【助学歌诀】　通谷上脘平,旁开半寸整,
　　　　　　　腹痛腹胀泻,呕吐心悸惊。

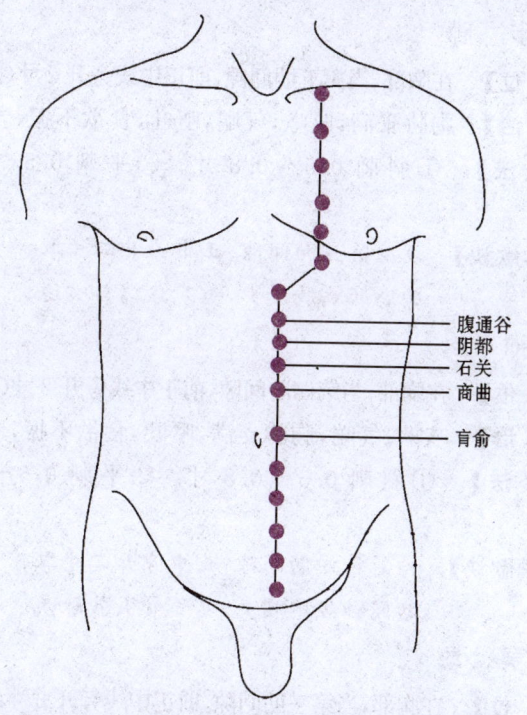

图3-53　肓俞、商曲、石关、阴都、腹通谷穴

21. 幽 门

【定　位】 在上腹部,当脐中上6寸,前正中线旁开0.5寸(图3-54)。

【主　治】 腹胀,腹痛,呕吐,泄泻,消化不良,痢疾。

【刺灸法】 ①直刺0.5～1.0寸,不可深刺,以免伤及内脏。②可灸。

【助学歌诀】 幽门巨阙平,旁开半寸整,
　　　　　　嗳气呕吐泻,腹痛胸胁疼。

22. 步 廊

【定　位】 在胸部,当第五肋间隙,前正中线旁开2寸(图3-54)。

【主　治】 胸胁胀满,咳嗽,气喘,呕吐,食欲不振,乳痈。

【刺灸法】 ①斜刺0.5～0.8寸。②平刺0.5～0.8寸。③可灸。

【助学歌诀】 步廊第五肋间隙,正中旁开二寸取,
　　　　　　胸满胁痛胸膜炎,鼻塞哮喘与咳逆。

23. 神 封

【定　位】 在胸部,当第四肋间隙,前正中线旁开2寸(图3-54)。

【主　治】 咳嗽,气喘,胸胁支满,呕吐,食欲不振,乳痈。

【刺灸法】 ①斜刺0.5～0.8寸。②平刺0.5～0.8寸。③可灸。

【助学歌诀】 神封第四肋间隙,正中旁开二寸取,
　　　　　　肋间神经胸膜炎,支气管炎乳腺疾。

24. 灵 墟

【定　位】 在胸部,当第三肋间隙,前正中线旁开2寸(图3-54)。

【主　治】 咳嗽,气喘,痰多,胸胁肿痛,呕吐,乳痈。

【刺灸法】 ①斜刺0.5～0.8寸。②平刺0.5～0.8寸。③可灸。

【助学歌诀】 灵墟胸肋三,旁开二寸长,
　　　　　　咳嗽喘痰多,乳痛胸肋胀。

25. 神 藏

【定　位】 在胸部,当第二肋间隙,前正中线旁开2寸(图3-54)。

【主　治】 咳嗽,气喘,胸痛,呕吐,食欲不振。

【刺灸法】 ①斜刺 0.5～0.8 寸。②平刺 0.5～0.8 寸。③可灸。

【助学歌诀】 神藏第二肋间隙,正中旁开二寸取,
　　　　　　胸肋疼痛胸胁满,咳嗽呕吐少食欲。

26. 彧 中

【定　位】 在胸部,当第一肋间隙,前正中线旁开2寸(图3-54)。

【主　治】 咳嗽,气喘,痰壅,胸胁胀满,食欲不振。

【刺灸法】 ①斜刺 0.5～0.8 寸。②平刺 0.5～0.8 寸。③可灸。

【助学歌诀】 彧中第一肋间隙,正中旁开二寸取,
　　　　　　胸肋胀满及呕吐,咳嗽咳痰与喘息。

27. 俞 府

【定　位】 在胸部,当锁骨下缘,前正中线旁开2寸(图3-54)。

【主　治】 咳嗽,气喘,胸痛,呕吐,食欲不振。

【刺灸法】 ①斜刺 0.5～0.8 寸。②平刺 0.5～0.8 寸。③可灸。

【助学歌诀】 俞府位于锁下缘,任脉旁开二寸边,
　　　　　　咳嗽胸痛及呕吐,支气管炎与哮喘。

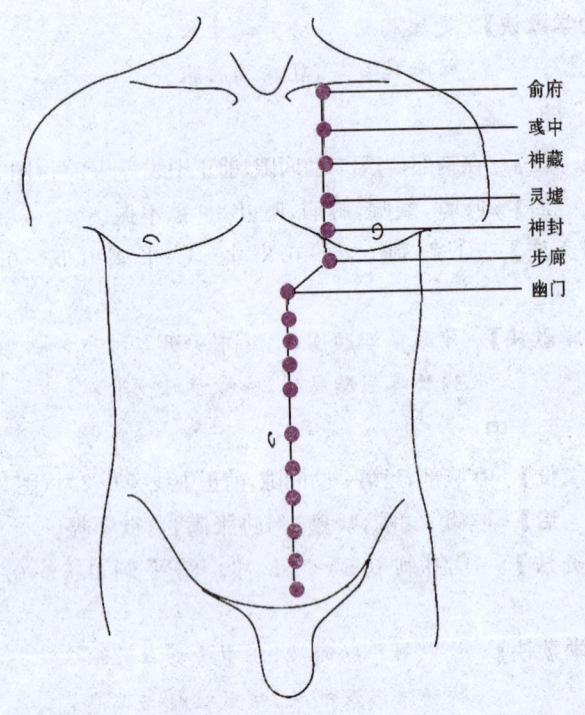

图3-54 幽门、步廊、神封、灵墟、神藏、彧中、俞府穴

(九)手厥阴心包经经穴

1. 天 池

【定 位】 在胸部,当第四肋间隙,乳头外1寸,前正中线旁开5寸(图3-55)。

【主 治】 咳嗽,哮喘,呕吐,胸痛,胸闷,心烦,瘰疬,腋下肿痛,心绞痛,心脏外膜炎,乳腺炎,乳汁分泌不足,淋巴结核,腋窝淋巴腺炎,肋间神经痛。

【刺灸法】 ①斜刺0.5~0.8寸。②平刺0.5~0.8寸。③可灸。

【助学歌诀】 天池厥阴少阳会,咳嗽气喘胸闷坠,
　　　　　　乳痈胁痛及瘰疬,针刺需防伤心肺。

2. 天　泉

【定　位】 在臂内侧,当腋前纹头下2寸,肱二头肌的长、短头之间(图3-55)。

【主　治】 心悸,心痛,胸胁胀满,咳嗽,胸背及上臂内侧痛。

【刺灸法】 ①直刺0.5～1.0寸。②可灸。

【助学歌诀】 天泉位于腋前,肱二头肌头间,
　　　　　　腋前纹下二寸,心痛心悸心烦,
　　　　　　咳嗽肩背疼痛,乳少乳腺发炎。

3. 曲　泽

【定　位】 在肘横纹中,当肱二头肌腱的尺侧缘(图3-55)。

【主　治】 心痛,心悸,善惊,胃痛,呕吐,呕血,肘臂挛痛,热证,血证,暑热病。

【刺灸法】 ①直刺0.5～1.0寸,或者用三棱针刺血。②可灸。

【助学歌诀】 曲泽肘内横纹上,心病心悸胃痛凉,
　　　　　　热病吐泄肘臂痛,心包合穴用之当。

4. 郄　门

【定　位】 在前臂掌侧,当曲泽与大陵的连线上,腕横纹上5寸(图3-55)。

【主　治】 急性心痛,心悸,心烦,胸痛,咯血,呕血,鼻衄,疔疮,痈肿。

【刺灸法】 ①直刺0.5～1.0寸。②可灸。

【助学歌诀】 腕上五寸郄门,桡长肌腱之间,
　　　　　　心律失常心痛,心动过速过缓,
　　　　　　五心烦热鼻衄,膈肌痉挛臂瘫。

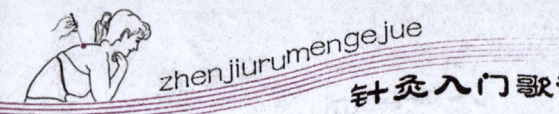

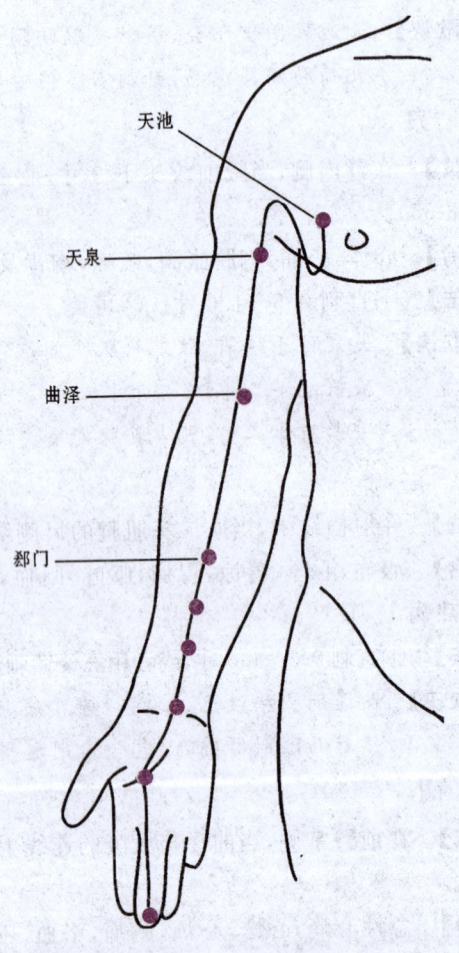

图 3-55 天池、天泉、曲泽、郄门穴

5. 间 使

【定 位】 在前臂掌侧,当曲泽与大陵的连线上,腕横纹上 3 寸,掌长肌腱与桡侧腕屈肌腱之间(图 3-56)。

【主 治】 心痛,心悸,癫狂,痫证,瘨症,岔气。

【刺灸法】 ①直刺0.5~1.0寸。②可灸。

【助学歌诀】 心包经穴为间使,心痛心悸胃病止,
呕吐癫痫并疟疾,热病刺此病可治。

6. 内　关

【定　位】 在前臂掌侧,当曲泽与大陵的连线上,腕横纹上2寸,掌长肌腱与桡侧腕屈肌腱之间(图3-56)。

【主　治】 心悸,失眠,癫狂,痫证,郁证,眩晕,产后血晕,心痛,胸痛,胃痛,呕吐,呃逆,偏头痛,中风(脑卒中),偏瘫,肘臂挛痛。

【刺灸法】 ①直刺0.5~1.0寸。②可灸。

【助学歌诀】 去腕二寸是内关,胃痛呕吐癫狂痫,
心痛胸闷偏头痛,热病肢痹并偏瘫,
八脉交会心包络,中风眩晕及失眠。

7. 大　陵

【定　位】 在腕掌横纹的中点处,当掌长肌腱与桡侧腕屈肌腱之间(图3-56)。

【主　治】 癫狂,痫证,喜笑悲恐,胸胁痛,胃痛、呕吐,腕关节痛,腕下垂,掌热,心痛,心悸,胸中热痛,气短,咳喘。

【刺灸法】 ①直刺0.3~0.5寸。②可灸。

【助学歌诀】 大陵掌后两筋间,心痛心悸癫狂痫,
胃病呕吐胸胁痛,厥阴为输心包原。

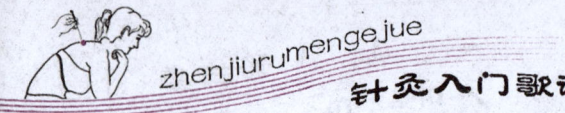

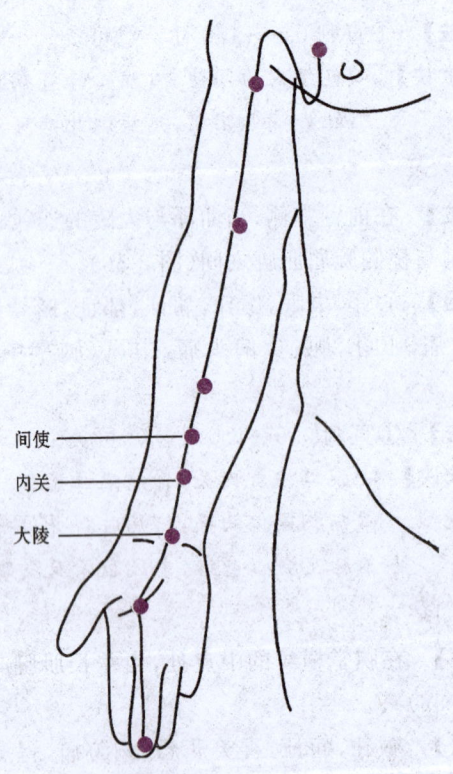

图 3-56 间使、内关、大陵穴

8. 劳 宫

【定 位】 在手掌心,当第二、三掌骨之间偏于第三掌骨,握拳屈指时中指尖指处(图 3-57)。

【主 治】 中风昏迷,中暑,心痛,烦闷,癫狂,痫证,心经火热延及口、唇导致口疮,口臭,鹅掌风,胃痉挛。

【刺灸法】 ①直刺 0.3～0.5 寸。②可灸。

【助学歌诀】 劳宫屈中指尖取,心痛呕吐口疮医,
包荣口臭鹅掌风,中暑中风见昏迷。

9. 中　冲

【定　位】　在手中指末节尖端中央(图3-57)。

【主　治】　中风昏迷,中暑,小儿惊风,热病,舌强不语,舌下肿痛,高血压,脑出血,脑血栓,心绞痛,心肌炎,结膜炎,昏厥,胃痛,正中神经麻痹。

【刺灸法】　浅刺0.1寸,或用三棱针点刺出血。

【助学歌诀】　中冲中指之末端,心痛昏迷夜啼安,
　　　　　　热病中暑兼昏厥,舌强肿痛并记全。

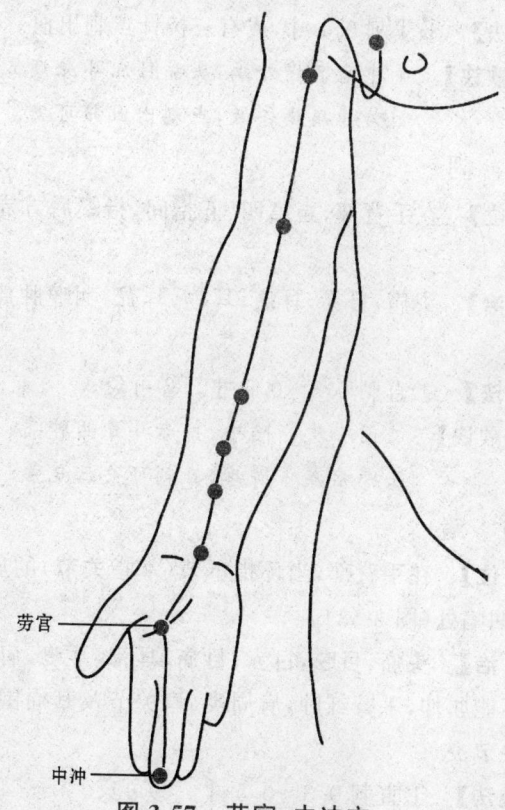

图 3-57　劳宫、中冲穴

(十)手少阳三焦经经穴

1. 关 冲
【定　位】　在手环指末节尺侧,距指甲角0.1寸(指寸)(图3-58)。

【主　治】　头痛,目赤,视物不清,耳聋,耳鸣,舌卷口干,咽喉肿痛,臂、肘疼痛,急性扁桃体炎,结膜炎,角膜炎,耳源性眩晕,腮腺炎,角膜白斑,小儿消化不良,中暑,发热,心烦,胸中气噎。

【刺灸法】　①浅刺0.1寸,或有三棱针点刺出血。②可灸。

【助学歌诀】　关冲无名指外端,头痛目赤耳聋烦,
　　　　　　　咽喉肿痛热昏厥,点刺出血井可安。

2. 液 门
【定　位】　在手背部,当第四、五指间,指蹼后方赤白肉际处(图3-58)。

【主　治】　头痛,目赤,耳痛,耳鸣,耳聋,咽喉肿痛,疟疾,手臂痛。

【刺灸法】　①直刺0.3～0.5寸。②可灸。

【助学歌诀】　液门小次指陷中,目赤耳聋咽肿痛,
　　　　　　　头痛疟疾手臂疼,直刺可灸三焦荥。

3. 中 渚
【定　位】　在手背部,当环指本节(掌指关节)的后方,第四、五掌骨间凹陷处(图3-58)。

【主　治】　头痛,目眩,目赤,目痛,耳聋,耳鸣,肩、背、肘、臂痛,手指不能屈伸,手臂红肿,肩周炎,肩关节及其周围组织疾病,肘、腕部关节炎。

【刺灸法】　①直刺0.3～0.5寸。②可灸。

【助学歌诀】　中渚液门上一寸,热病手指不屈伸,

头痛目赤耳聋鸣,喉痹三焦经输针。

4. 阳 池

【定　位】　在腕背横纹中,当指伸肌腱的尺侧缘凹陷处(图3-58)。

【主　治】　头痛,头晕,耳鸣,耳聋,目痛,口干,咽喉肿痛,项痛,腕痛,肩臂痛,腕关节红肿不得屈伸,消渴烦闷,口干,流行性感冒,风湿病,扁桃体炎,疟疾,糖尿病,前臂肌痉挛或麻痹,腕关节及其周围软组织疾患,腕关节炎。

【刺灸法】　①直刺 0.3～0.5 寸。②可灸。

【助学歌诀】　阳池腕背陷凹中,耳聋喉痹目赤肿,
　　　　　　三焦经原疗诸症,疟疾消渴及腕痛。

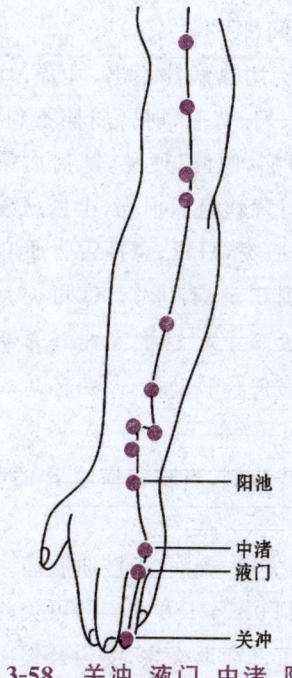

图 3-58　关冲、液门、中渚、阳池穴

5. 外 关

【定　位】　在前臂背侧,当阳池与肘尖的连线上,腕背横纹上2寸,尺骨与桡骨之间(图3-59)。

【主　治】　热病,咳嗽,痄腮,感冒,头痛,耳鸣,颊痛,鼻衄,牙痛,目赤肿痛,急惊风,腹痛,便秘,肠痈,霍乱,胸胁痛,五指尽痛不能握物,肘臂屈伸不利,上肢筋骨疼痛,手颤,肩痛,上肢痛麻。

【刺灸法】　①直刺0.5~1.0寸。②可灸。

【助学歌诀】　外关腕后二寸取,热病头痛及瘰疬,
　　　　　　　八脉交会络阳维,目赤耳鸣上肢痹。

6. 支 沟

【定　位】　在前臂背侧,当阳池与肘尖的连线上,腕背横纹上3寸,尺骨与桡骨之间(图3-59)。

【主　治】　外感疾病热病汗不出,耳聋,耳鸣,面赤,目赤肿痛,口噤,上肢痛麻,颈、肩、背痛,肘臂屈伸不利,手指疼痛,手颤,咳嗽,逆气,胸胁痛,腹痛,呕吐,便秘,产后血晕,大便不通,习惯性便秘,急性腰扭伤,肩背软组织损伤,上肢瘫痪,肋间神经痛,胸膜炎,肺炎,心绞痛,心肌炎,丹毒,急性舌骨肌麻痹。

【刺灸法】　①直刺0.5~1.0寸。②可灸。

【助学歌诀】　腕后三寸是支沟,暴喑耳聋耳鸣休,
　　　　　　　瘰疬便秘胁肋痛,热病三焦经穴求。

7. 会 宗

【定　位】　在前臂背侧,当腕背横纹上3寸,支沟尺侧,尺骨的桡侧缘(图3-59)。

【主　治】　耳聋,失声,癫痫,上肢肌肤痛。

【刺灸法】　①直刺0.5~1.0寸。②可灸。

【助学歌诀】　腕上三寸取会宗,支沟尺侧一指横,
　　　　　　　穴居尺骨桡侧缘,癫痫肢痛与耳聋。

8. 三阳络

【定　位】　在前臂背侧,腕背横纹上4寸,尺骨与桡骨之间(图3-59)。

【主　治】　失声,耳聋,手臂痛,牙齿痛。

【刺灸法】　①直刺0.5～1.0寸。②可灸。

【助学歌诀】　支沟上一三阳络,中下相交臂背侧,
　　　　　　　牙痛耳聋瘖失语,上肢疼痛身懒惰。

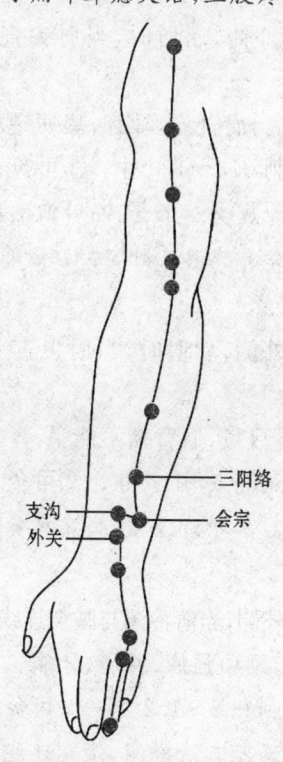

图3-59　外关、支沟、会宗、三阳络穴

9. 四　渎

【定　位】　在前臂背侧,当阳池与肘尖的连线上,肘尖下5

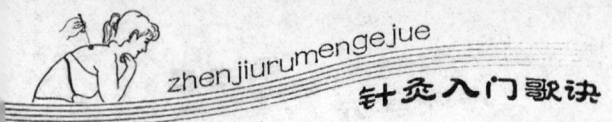

寸,尺骨与桡骨之间(图3-60)。

【主　治】　失声,暴聋,咽喉肿痛,牙痛,呼吸气短,咽阻如梗,前臂痛。

【刺灸法】　①直刺0.8~1.2寸。②可灸。

【助学歌诀】　尺骨鹰嘴下五寸,尺桡之间四渎寻,
　　　　　　耳聋耳鸣头牙痛,前臂疼痛与暴喑。

10. 天　井

【定　位】　在臂外侧,屈肘时,当肘尖直上1寸凹陷处(图3-60)。

【主　治】　偏头痛,肩臂痛,耳聋,瘰疬,瘿气,癫痫。

【刺灸法】　①直刺0.5~1.0寸。②可灸。

【助学歌诀】　尺骨鹰嘴后上行,屈肘凹陷取天井,
　　　　　　耳聋耳鸣淋巴肿,胁肋颈项肩臂疼。

11. 清泠渊

【定　位】　在臂外侧,屈肘时,当肘尖直上2寸,即天井上1寸(图3-60)。

【主　治】　头痛,目黄,肩臂痛不能举。

【刺灸法】　①直刺0.5~1.0寸。②可灸。

【助学歌诀】　肘后二寸清泠渊,头痛目黄痛臂肩。

12. 消　泺

【定　位】　在臂外侧,当清泠渊与臑会连线中点处(图3-60)。

【主　治】　头痛,颈项强痛,臂痛,牙痛。

【刺灸法】　①直刺0.8~1.2寸。②可灸。

【助学歌诀】　消泺距三清泠渊,清臑连线之中间,
　　　　　　头痛头晕颈项强,牙痛臂痛与狂癫。

13. 臑　会

【定　位】　在臂外侧,当肘尖与肩髎的连线上,肩髎下3寸,

三角肌的后下缘(图 3-60)。

【主　治】　肩臂痛,瘿气,瘰疬,目疾,肩胛肿痛。

【刺灸法】　①直刺 0.8～1.2 寸。②可灸。

【助学歌诀】　消泺上三臑下三,臑会位于肌后缘,
　　　　　　　肩髎鹰嘴之连线,甲状腺肿臂酸软,
　　　　　　　肘及前臂难屈伸,腋背疼痛肩周炎。

14. 肩　髎

【定　位】　在肩部,肩髃后方,当臂外展时,于肩峰后下方呈现凹陷处(图 3-60)。

【主　治】　臂痛,肩重不能举,肩关节周围炎,脑血管病后遗症,胸膜炎,肋间神经痛。

【刺灸法】　①直刺 1.0～1.2 寸。②可灸。

【助学歌诀】　肩峰后下取肩髎,上臂平举肩后凹,
　　　　　　　肩臂疼痛肩周炎,荨麻疹及中风瘫。

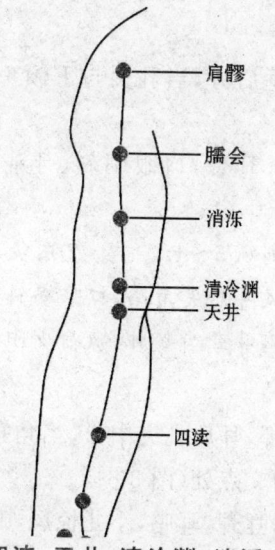

图 3-60　四渎、天井、清冷渊、消泺、臑会、肩髎穴

15. 天 髎

【定 位】 在肩胛部,肩井与曲垣的中间,当肩胛骨上角处(图3-61)。

【主 治】 肩臂病,颈项强痛,胸中烦满。

【刺灸法】 ①直刺0.5~0.8寸。②可灸。

【助学歌诀】 肩胛上角取天髎,肩井曲垣中点找,
　　　　　　颈项疼痛肩背痛,热汗不出胸烦扰。

16. 天 牖

【定 位】 在颈侧部,当乳突的后下方,平下颌角,胸锁乳突肌的后缘(图3-61)。

【主 治】 头晕,头痛,面肿,目痛,暴聋,瘰疬,项强。

【刺灸法】 ①直刺0.5~1.0寸。②可灸。

【助学歌诀】 乳突后下取天牖,胸锁后缘天容后,
　　　　　　颈项强痛肩背痛,头晕耳聋与面肿。

17. 翳 风

【定 位】 在耳垂后方,当乳突与下颌角之间的凹陷处(图3-61)。

【主 治】 耳鸣,耳聋,口眼㖞斜,牙痛,牙关紧闭,颊肿,瘰疬。

【刺灸法】 ①直刺0.5~1.0寸。②可灸,勿直接灸。

【助学歌诀】 翳风耳后尖角陷,口眼㖞斜紧牙关,
　　　　　　耳鸣耳聋齿颊肿,瘰疬少阳交会见。

18. 瘈 脉

【定 位】 在头部,耳后乳突中央,当角孙与翳风之间,沿耳轮连线的中、下1/3的交点处(图3-61)。

【主 治】 头痛,耳聋,耳鸣,小儿惊风,呕吐。

【刺灸法】 ①平刺0.3~0.5寸,或点刺出血。②可灸。

【助学歌诀】 乳突中央取瘈脉,翳风角孙中下界,
　　　　　　头痛耳聋与耳鸣,呕吐泻痢小儿惊。

19. 颅　息

【定　位】 在头部,当角孙与瘈脉之间,沿耳轮连线的上、中1/3的交点处(图3-61)。

【主　治】 头痛,耳鸣,耳痛,小儿惊痫,呕吐涎沫。

【刺灸法】 ①平刺0.2～0.5寸。②可灸。

【助学歌诀】 颅息向下接瘈脉,翳风角孙中上界,
　　　　　　头痛耳鸣与耳聋,呕吐涎沫小儿惊。

20. 角　孙

【定　位】 在头部,折耳郭向前,当耳尖直上入发际处(图3-61)。

【主　治】 耳部肿痛,目赤肿痛,目翳,齿痛,唇燥,项强,头痛。

【刺灸法】 ①平刺0.3～0.5寸。②可灸。

【助学歌诀】 耳尖上方入发际,耳部红肿角孙医,
　　　　　　头项强痛与牙痛,视神经炎角云翳。

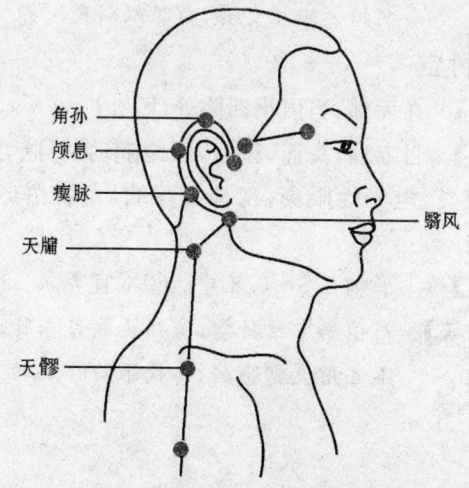

图 3-61　天髎、天牖、翳风、瘈脉、颅息、角孙穴

21. 耳门

【定 位】 在面部,当耳屏上切迹的前方,下颌骨髁状突后缘,张口有凹陷处(图 3-62)。

【主 治】 耳鸣,耳聋,齿痛,颈颌肿,唇吻强,聋哑,耳鸣,中耳炎,颞颌关节炎,牙痛。

【刺灸法】 ①直刺 0.5~1 寸。②可灸。

【助学歌诀】 耳门位于耳前,下颌关节后缘,
　　　　　　　屏上切迹前方,张口呈现凹陷,
　　　　　　　主治耳鸣耳聋,兼治牙痛耳炎。

22. 耳和髎

【定 位】 在头侧部,当鬓发后缘、平耳郭根之前方,颞浅动脉的后缘(图 3-62)。

【主 治】 头痛,耳鸣,牙关紧闭,颌肿,口眼㖞斜。

【刺灸法】 ①斜刺 0.2~0.5 寸。②可灸。

【助学歌诀】 耳和髎前锐发乡,头痛耳鸣牙不张,
　　　　　　　少阳太阳相交会,口眼㖞斜灸可想。

23. 丝竹空

【定 位】 在面部,当眉梢凹陷处(图 3-62)。

【主 治】 目赤痛,头痛,齿痛,眼睑瞤动,目眩,癫痫,头痛,眩晕,眼结膜炎,电光性眼炎,视神经萎缩,角膜白斑,面神经麻痹,小儿惊风。

【刺灸法】 ①平刺 0.5~0.8 寸。②不宜灸。

【助学歌诀】 眉梢陷中丝竹空,头痛齿痛目赤肿,
　　　　　　　不宜用灸需平刺,癫痫眼睑常跳动。

第三章 人体经穴

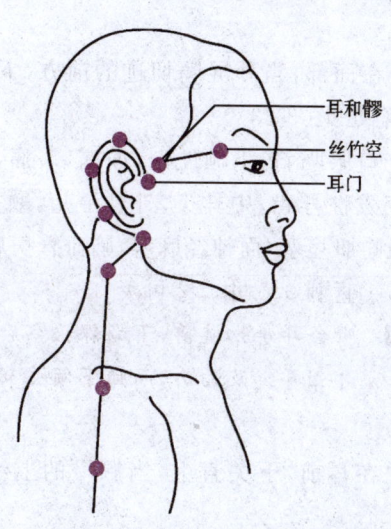

图 3-62　耳门、耳和髎、丝竹空穴

（十一）足少阳胆经经穴

1. 瞳子髎

【定　位】　在面部，目外眦旁，当眶外侧缘处（图 3-63）。

【主　治】　头痛，目赤痛，迎风流泪，远视不明，白内障，目翳，结膜炎，角膜炎，视网膜炎，视网膜出血，睑缘炎，屈光不正，青少年近视眼，青光眼，夜盲症，视神经萎缩，面神经麻痹，三叉神经痛。

【刺灸法】　①向后刺斜刺 0.3～0.5 寸。②平刺 0.3～0.5 寸。③或用三棱针点刺出血。

【助学歌诀】　外眦五分瞳子髎，目赤肿痛头痛好，
　　　　　　　目翳青盲迎风泪，太阳少阳经相交。

2. 听 会

【定 位】 在面部,当耳屏间切迹的前方,下颌骨髁状突的后缘,张口有凹陷处(图 3-63)。

【主 治】 口眼㖞斜,下颌脱臼,面痛,头痛,齿痛,耳鸣,耳聋,聤耳流脓,突发性耳聋,中耳炎,外耳道疖,颞颌关节功能紊乱,腮腺炎,牙痛,咀嚼肌痉挛,面神经麻痹,脑血管病后遗症。

【刺灸法】 ①直刺 0.5 寸。②可灸

【助学歌诀】 听会耳屏切迹前,下颌髁状突后缘,
耳聋耳鸣及幻听,面瘫下颌关节炎。

3. 上 关

【定 位】 在耳前,下关直上,当颧弓的上缘凹陷处(图 3-63)。

【主 治】 偏头痛,耳鸣,耳聋,口眼㖞斜,头痛,齿痛,口噤,惊痫。

【刺灸法】 ①直刺 0.5~0.8 寸。②可灸。

【助学歌诀】 上关颧弓的上缘,齿痛口噤斜口眼,
耳鸣耳聋偏头痛,少阳阳明交会点。

4. 颔 厌

【定 位】 在头部鬓发上,当头维与曲鬓弧形连线的上 1/4 与下 3/4 交点处(图 3-63)。

【主 治】 偏头痛,目眩,目外眦痛,齿痛,耳鸣,癫痫。

【刺灸法】 ①直刺 0.5~0.8 寸。②可灸。

【助学歌诀】 颞前鬓发取颔厌,头维曲鬓之连线,
耳鸣目眩偏头痛,牙痛癫痫与面瘫。

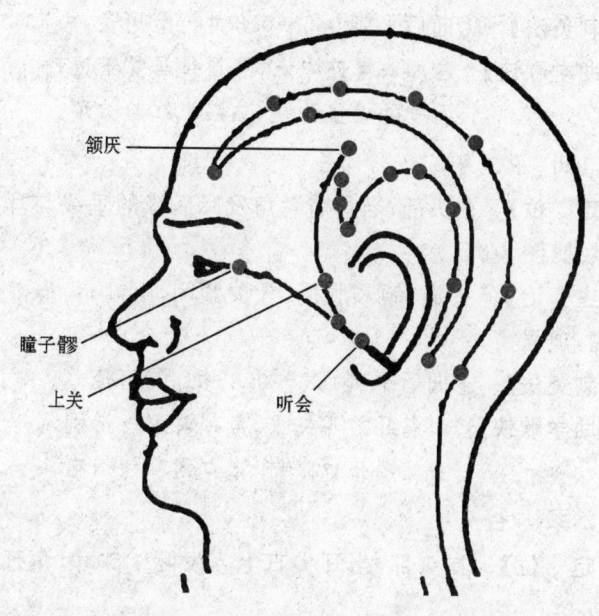

图 3-63 瞳子髎、听会、上关、颔厌穴

5. 悬 颅

【定　位】　在头部鬓发上,当头维与曲鬓弧形连线的中点处(图 3-64)。

【主　治】　偏头痛,目赤肿痛,齿痛。

【刺灸法】　①向后平刺 0.5～0.8 寸。②可灸。

【助学歌诀】　悬颅位居鬓发边,头维曲鬓连中点,
　　　　　　　牙痛面肿偏头痛,鼻衄身热不出汗。

6. 悬 厘

【定　位】　在头部鬓发上,当头维与曲鬓弧形连线的上 3/4 与下 1/4 交点处(图 3-64)。

【主　治】　偏头痛,目赤肿痛,目外眦痛,耳鸣,上齿痛。

【刺灸法】　①向后平刺0.5～0.8寸。②可灸。

【助学歌诀】　悬颅曲鬓连中点,悬厘位居鬓下边,

　　　　　　面肿耳鸣偏头痛,热病眼红与心烦。

7. 曲　鬓

【定　位】　在头部,当耳前鬓角发际后缘的垂线与耳尖水平线交点处(图3-64)。

【主　治】　头痛,颔颊肿痛,牙关紧闭,呕吐,齿痛,失声,目赤肿痛,项强。

【刺灸法】　①向后平刺0.5～0.8寸。②可灸。

【助学歌诀】　曲鬓耳前耳尖平,角孙前方一指横,

　　　　　　头痛项强口眼斜,张口困难颔颊疼。

8. 率　谷

【定　位】　在头部,当耳尖直上入发际1.5寸,角孙直上方(图3-64)。

【主　治】　头痛,眩晕,小儿惊风,偏头痛,三叉神经痛,面神经麻痹,顶骨部疼痛,胃炎。

【刺灸法】　①平刺0.5～0.8寸。②可灸。

【助学歌诀】　率谷耳上行,入发两指横,

　　　　　　祛风及开窍,主治偏头痛。

9. 天　冲

【定　位】　在头部,当耳根后缘直上入发际2寸,率谷后0.5寸(图3-64)。

【主　治】　头痛,牙龈肿痛,癫痫,惊恐,疝气。

【刺灸法】　①平刺0.3～0.8寸。②可灸。

【助学歌诀】　天冲耳郭后缘上,入发二寸率谷旁,

　　　　　　头痛耳鸣与惊悸,牙龈肿痛癫痫狂。

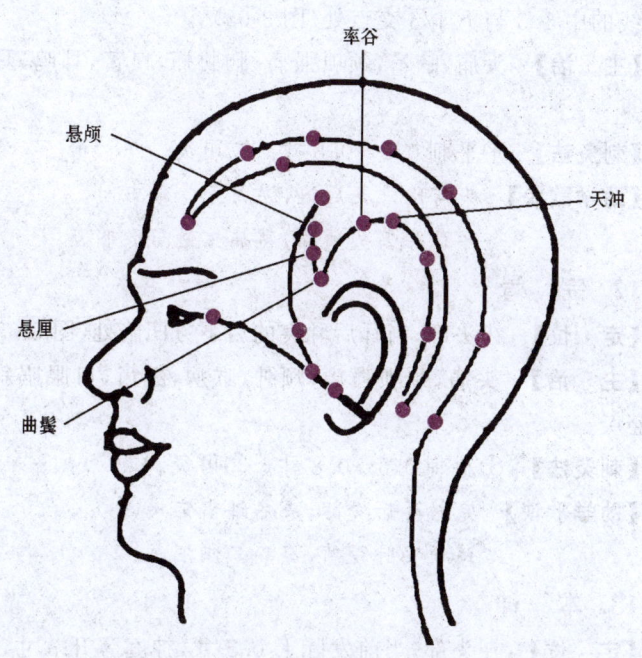

图 3-64 悬颅、悬厘、曲鬓、率谷、天冲穴

10. 浮 白

【定 位】 在头部,当耳后乳突的后上方,天冲与完骨的弧形连线的中 1/3 与上 1/3 交点处(图 3-65)。

【主 治】 头痛,颈项强痛,耳鸣,耳聋,目痛,齿痛,瘰疬,瘿气,臂痛不举,足痿不行。

【刺灸法】 ①平刺 0.3～0.8 寸。②可灸。

【助学歌诀】 乳突后上浮白取,天头连线中点居,
耳聋耳鸣淋巴结,头痛胸痛牙喉痹。

11. 头窍阴

【定 位】 在头部,当耳后乳突的后上方,天冲与完骨的弧

形连线的中 1/3 与下 1/3 交点处(图 3-65)。

【主　治】　头痛,眩晕,颈项强痛,胸胁痛,口苦,耳鸣,耳聋,耳痛。

【刺灸法】　①平刺 0.3～0.8 寸。②可灸。

【助学歌诀】　头窍阴穴乳后边,浮白完骨穴中间,
　　　　　　耳聋耳鸣头项痛,胁痛咳逆与喉咽。

12. 完　骨

【定　位】　在头部,当耳后乳突的后下方凹陷处(图 3-65)。

【主　治】　头痛,颈项强痛,颊肿,喉痹,龋齿,口眼㖞斜,癫痫,疟疾。

【刺灸法】　①斜刺 0.5～0.8 寸。②可灸。

【助学歌诀】　完骨耳后发际,头痛龋齿疟疾,
　　　　　　颈项痛肿歪畸,癫痫二阳汇集。

13. 本　神

【定　位】　在头部,当前发际上 0.5 寸,神庭旁开 3 寸,神庭与头维连线的内 2/3 与外 1/3 交点处(图 3-65)。

【主　治】　头痛,目眩,癫痫,小儿惊风,颈项强痛,胸胁痛,半身不遂。

【刺灸法】　①平刺 0.3～0.8 寸。②可灸。

【助学歌诀】　本神前额外发际,神庭头维外三一,
　　　　　　头痛目眩颈项强,癫痫中风伴昏迷。

14. 阳　白

【定　位】　在前额部,当瞳孔直上,眉上 1 寸(图 3-65)。

【主　治】　头痛,目眩,癫疾,小儿惊厥,眩晕,颈项强痛,神经性头痛,三叉神经痛,面瘫,眼睑下垂,眩晕,癫痫,胸胁痛,夜盲。

【刺灸法】　①平刺 0.5～0.8 寸。②可灸。

【助学歌诀】　阳白眉上一寸居,平视瞳孔直上取,
　　　　　　　三叉头痛与面瘫,视萎青光眼近视。

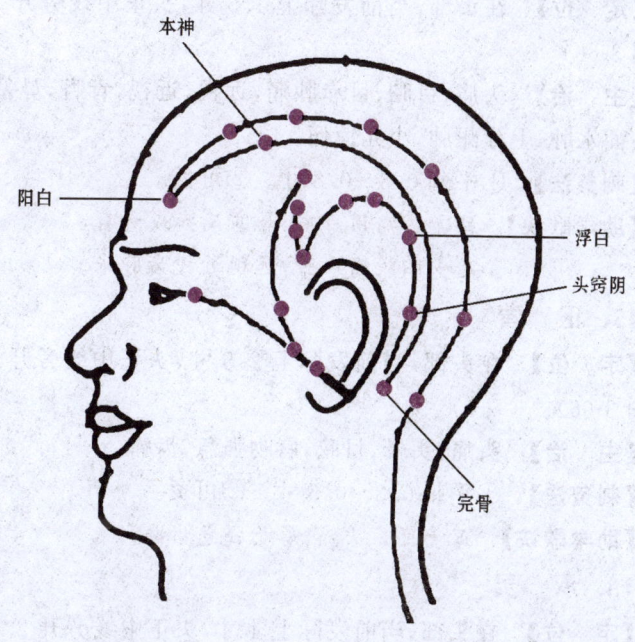

图3-65　浮白、头窍阴、完骨、本神、阳白穴

15. 头临泣

【定　位】　在头部,当瞳孔直上入前发际0.5寸,神庭与头维连线的中点处(图3-66)。

【主　治】　头痛,目赤痛,流泪,目翳,耳聋,热病,鼻塞,鼻渊,小儿惊痫,癫痫,中风昏迷,神经性头痛,眩晕,结膜炎,视力减退,感冒。

【刺灸法】　①平刺0.3～0.8寸。②可灸。

【助学歌诀】　入发半寸头临泣,神庭头维之间取,

头痛中风与癫痫,鼻塞目眩与目翳。

16. 目 窗

【定 位】 在头部,当前发际上1.5寸,头正中线旁开2.25寸(图3-66)。

【主 治】 头痛,目眩,目赤肿痛,远视,近视,青盲,鼻塞,癫痫,头面水肿,上牙龈肿,小儿惊痫。

【刺灸法】 ①平刺0.3～0.8寸。②可灸。

【助学歌诀】 目赤头痛用目窗,鼻塞癫痫或青盲,
足少阳维面水肿,远视近视齿肿胀。

17. 正 营

【定 位】 在头部,当前发际上2.5寸,头正中线旁开2.25寸(图3-66)。

【主 治】 头痛,头晕,目眩,唇吻强急,齿痛。

【刺灸法】 ①平刺0.3～0.5寸。②可灸。

【助学歌诀】 正营目眩头痛,唇吻强急齿痛。

18. 承 灵

【定 位】 在头部,当前发际上4寸,头正中线旁开2.25寸(图3-66)。

【主 治】 眩晕,头痛,目痛,鼻塞,鼻衄,多涕。

【刺灸法】 ①平刺0.3～0.5寸。②可灸。

【助学歌诀】 承灵眩晕头痛,鼻塞鼻衄目痛。

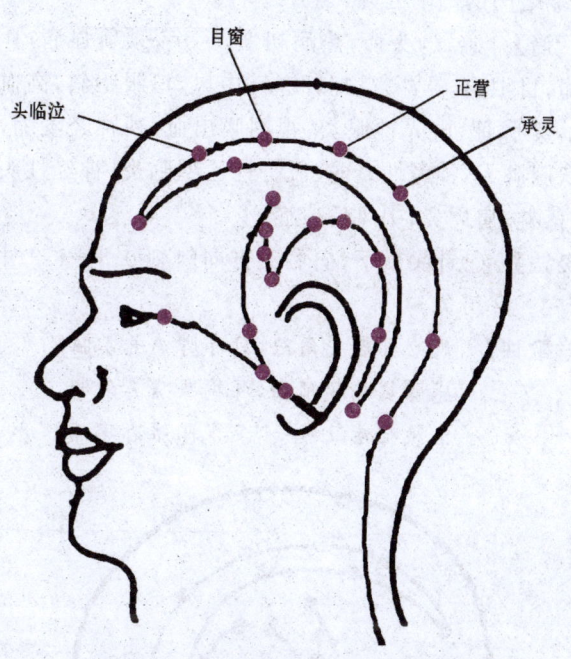

图 3-66 头临泣、目窗、正营、承灵穴

19. 脑 空

【定　位】　在头部,当枕外隆凸的上缘外侧,头正中线旁开 2.25 寸,平脑户(图 3-67)。

【主　治】　头痛,颈项强痛,目眩,目赤肿痛,鼻痛,耳聋,癫狂,痫证,惊悸,热病。

【刺灸法】　①平刺 0.3~0.5 寸。②可灸。

【助学歌诀】　枕外粗隆外脑空,平对脑户下对风,
　　　　　　　头痛目眩与心悸,癫痫项强及耳鸣。

20. 风 池

【定　位】　在项部,当枕骨之下,与风府相平,胸锁乳突肌与

斜方肌上端之间的凹陷处(图 3-67)。

【主　治】　感冒,头痛,热病初期,疟疾,颈项强痛,耳聋,气闭,目赤痛,目泪出,鼻渊,鼻衄,眩晕,中风,口眼㖞斜,高血压,脑动脉硬化,无脉证,电光性眼炎,视网膜出血,视神经萎缩,近视,鼻炎,甲状腺肿大,神经性衰弱,流行性乙型脑炎,神经性头痛,癫痫,失眠,落枕,肩周炎,中风后遗症。

【刺灸法】　①针尖微下,向鼻尖方向斜刺 0.8～1.2 寸,或平刺透风府穴。②可灸。

【助学歌诀】　风池耳后尖角陷,目赤肿痛并晕眩,
　　　　　　感冒热病颈项强,耳鸣头痛鼻衄渊,
　　　　　　中风疟疾及瘿气,足少阳维有癫痫。

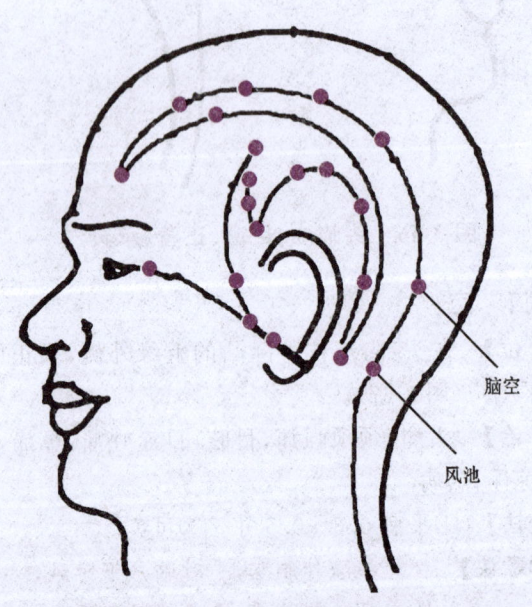

图 3-67　脑空、风池穴

21. 肩　井

【定　位】　在肩上,前直乳中,当大椎与肩峰端连线的中点上(图 3-68)。

【主　治】　肩背痹痛,手臂不举,颈项强痛,乳痈,难产,中风,瘰疬,诸虚百劳,高血压,神经衰弱,乳腺炎,乳腺增生,功能性子宫出血,落枕,颈项肌痉挛,中风后遗症,小儿麻痹后遗症。

【刺灸法】　①直刺 0.5～0.8 寸。②可灸。

【助学歌诀】　肩井头项见强痛,难产缺乳并乳痈,
　　　　　　　肩背疼痛肢不遂,瘰疬足少阳维共。

22. 渊　腋

【定　位】　在侧胸部,举臂,当腋中线上,腋下 3 寸,第四肋间隙中(图 3-68)。

【主　治】　胸满,肋痛,腋下肿,臂痛不举。

【刺灸法】　①斜刺 0.5～0.8 寸。②平刺 0.5～0.8 寸。③可灸。

【助学歌诀】　渊腋腋中线,相交四肋间,
　　　　　　　肋间神经痛,淋巴胸膜炎。

23. 辄　筋

【定　位】　在侧胸部,渊腋前 1 寸,平乳头,第四肋间隙中(图 3-68)。

【主　治】　胸满,肋痛,气喘,呕吐,吞酸,腋肿,肩臂痛。

【刺灸法】　①斜刺 0.5～0.8 寸。②平刺 0.5～0.8 寸。③可灸。

【助学歌诀】　辄筋四肋间,渊腋一寸前,
　　　　　　　胸膜炎哮喘,呕吐或吞酸。

24. 日　月

【定　位】 在胸部当乳头直下,第七肋间隙,前正中线旁开4寸(图3-68)。

【主　治】 胁肋疼痛、胀满,黄疸,呕吐,吞酸,呃逆,膈肌痉挛,胃及十二指肠溃疡,急、慢性肝炎,胆囊炎,肋间神经痛,疝气。

【刺灸法】 ①平刺0.5～0.8寸。②斜刺0.5～0.8寸。③可灸。

【助学歌诀】 日月乳下七肋间,胁肋疼痛并黄疸,
　　　　　　　呕吐吞酸且呃逆,太阴少阳募属胆。

25. 京　门

【定　位】 在侧腰部,章门后1.8寸,当第十二肋骨游离端的下方(图3-68)。

【主　治】 小便不利,泄泻,腹胀肠鸣,腰胁痛,肾炎,疝痛,肋间神经痛,腰背肌劳损,肠炎。

【刺灸法】 ①直刺0.5～1.0寸。②斜刺0.5～1.0寸。③可灸。

【助学歌诀】 京门十二肋之端,水肿腰痛小便难,
　　　　　　　胁痛泄泻伴腹胀,肾募勿深当记全。

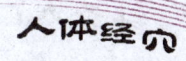

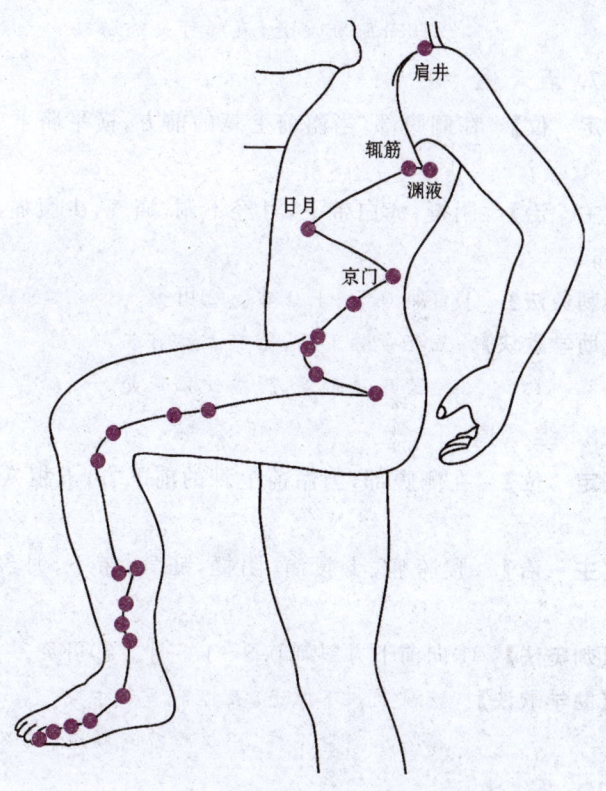

图 3-68　肩井、渊腋、辄筋、日月、京门穴

26. 带　脉

【定　位】　在侧腹部,章门下 1.8 寸,当第十一肋骨游离端下方垂线与脐水平线的交点上(图 3-69)。

【主　治】　月经不调,经闭腹痛,腰胁痛,赤白带下,疝气,功能性子宫出血,闭经,子宫内膜炎,附件炎,盆腔炎,子宫脱垂,阴道炎,膀胱炎,睾丸炎,带状疱疹,腰痛,下肢无力。

【刺灸法】　①直刺 0.5～0.8 寸。②可灸。

【助学歌诀】　带脉腹痛经不调,经闭带下疝气消,少阳带脉相交会,直刺可灸痛胁腰。

27. 五　枢

【定　位】　在侧腹部,当髂前上棘的前方,横平脐下3寸处(图3-69)。

【主　治】　阴挺,赤白带下,月经不调,疝气,少腹痛,便秘,腰胯痛。

【刺灸法】　①直刺0.5～1.0寸。②可灸。

【助学歌诀】　五枢带脉下三,髂前上棘前端,
　　　　　　　腰胯疼痛带下,腹痛便秘睾炎。

28. 维　道

【定　位】　在侧腹部,当髂前上棘的前下方,五枢穴下0.5寸(图3-69)。

【主　治】　腰胯痛,少腹痛,阴挺,疝气,带下,月经不调,水肿。

【刺灸法】　①向前下方斜刺0.8～1.5寸。②可灸。

【助学歌诀】　髂前上棘下维道,五枢前下半寸找,
　　　　　　　腰胯疼痛带下疝,阴挺腹痛与肠道。

29. 居　髎

【定　位】　在髋部,当髂前上棘与股骨大转子最凸点连线的中点处(图3-69)。

【主　治】　腰腿痹痛,瘫痪,睾丸痛,足痿,疝气。

【刺灸法】　①直刺1.0～2.0寸。②斜刺1.0～2.0寸。③可灸。

【助学歌诀】　髂前上棘转子高,连线中点取居髎,
　　　　　　　腰腿疼痛下肢瘫,睾丸膀胱经不调。

30. 环　跳

【定　位】　在股外侧部,侧卧屈股,当股骨大转子最凸点与

骶管裂孔连线的外 1/3 与内 2/3 交点处(图 3-69)。

【主　治】　腰胯疼痛,半身不遂,下肢痿痹,挫闪腰痛,膝踝肿痛不能转侧,遍身风疹,坐骨神经痛,脑血管病后遗症,腰腿痛,髋关节及周围软组织疾病,感冒,神经衰弱,风疹,湿疹。

【刺灸法】　①直刺 1.5～3.0 寸。②可灸。

【助学歌诀】　转子后上取环跳,转骶连线中线交,
　　　　　　坐骨神经下肢痛,小儿麻痹及感冒。

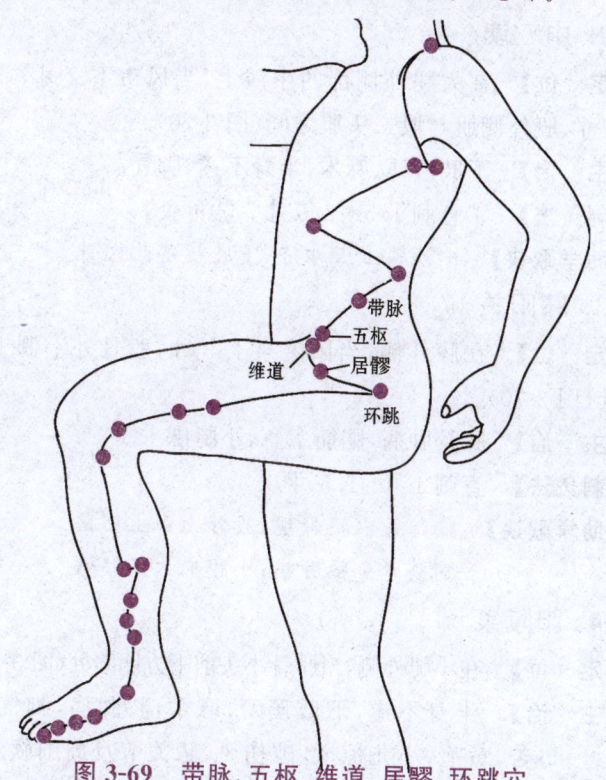

图 3-69　带脉、五枢、维道、居髎、环跳穴

31. 风　市

【定　位】　在大腿外侧部的中线上,当腘横纹上 7 寸,或直

立垂手时,中指尖处(图 3-70)。

【主　治】　中风半身不遂,下肢痿痹,脚气,遍身瘙痒,下肢瘫痪,腰腿痛,膝关节炎,头痛,眩晕,坐骨神经痛,股外侧皮神经炎,小儿麻痹后遗症,荨麻疹。

【刺灸法】　①直刺 1.0～2.0 寸。②可灸。

【助学歌诀】　腘纹上七取风市,直立垂手看中指,
　　　　　　　半身不遂腰腿痛,遍身瘙痒骨神痛。

32. 中　渎

【定　位】　在大腿外侧部的中线上,当风市下 2 寸,或腘横纹上 5 寸,股外侧肌与股二头肌之间(图 3-70)。

【主　治】　下肢痿痹、麻木,半身不遂,脚气。

【刺灸法】　①直刺 1.5～2.5 寸。②可灸。

【助学歌诀】　中渎膝上五寸陈,下肢痿痹此穴针。

33. 膝阳关

【定　位】　在膝外侧,当阳陵泉上 3 寸,股骨外上髁上方的凹陷处(图 3-70)。

【主　治】　膝膑肿痛,腘筋挛急,小腿麻木。

【刺灸法】　直刺 1.0～1.5 寸。

【助学歌诀】　膝阳关穴膝外现,股外上髁上凹陷,
　　　　　　　腘筋挛急膝肿痛,小腿麻木下肢瘫。

34. 阳陵泉

【定　位】　在小腿外侧,当腓骨小头前下方凹陷处(图 3-70)。

【主　治】　半身不遂,下肢痿痹,麻木,膝肿痛,脚气,胁肋痛,呕吐,口苦,黄疸,小儿惊风,破伤风,膝关节及周围软组织疾病,坐骨神经痛,下肢瘫痪,肩周炎,落枕,腰扭伤,臀部肌内注射后疼痛,肝炎,胆结石,胆绞痛,胆管蛔虫症,习惯性便秘,高血压病,肋间神经痛,咯血,乳腺炎,偏头痛,中风,耳鸣,耳聋。

【刺灸法】 ①直刺1.0～1.5寸。②可灸。

【助学歌诀】 胁痛口苦阳陵泉,下肢痿痹及黄疸,
呕吐脚气并惊风,八会合穴排空胆。

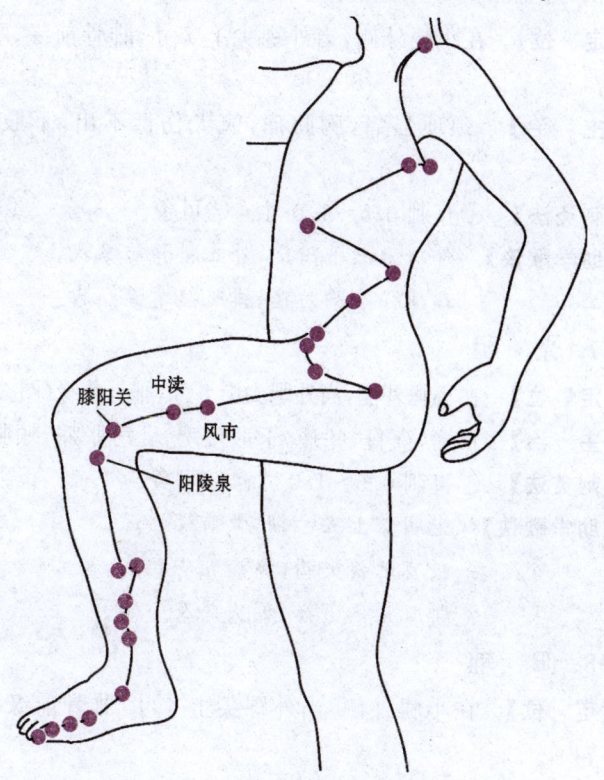

图3-70 风市、中渎、膝阳关、阳陵泉穴

35. 阳 交

【定 位】 在小腿外侧,当外踝尖上7寸,腓骨后缘(图3-71)。

【主 治】 咽喉肿痛,胸胁胀满疼痛,面肿,惊狂,癫疾,膝股痛,下肢痿痹。

【刺灸法】 ①直刺0.5～1.0寸。②可灸。

【助学歌诀】 外踝上七阳交,腓骨前缘寻找,
　　　　　　胸胁胀痛膝痛,下瘫坐骨神经。

36. 外　丘

【定　位】 在小腿外侧,当外踝尖上7寸,腓骨前缘,平阳交(图3-71)。

【主　治】 颈项强痛,胸胁痛,疯犬伤毒不出,下肢痿痹,癫疾。

【刺灸法】 ①直刺0.5～1.0寸。②可灸。

【助学歌诀】 外踝上七平阳交,外丘腓骨前缘找,
　　　　　　颈项强痛胸胁痛,腓肌痉挛腿痛脚。

37. 光　明

【定　位】 在小腿外侧,当外踝尖上5寸,腓骨前缘(图3-71)。

【主　治】 目痛,夜盲,膝痛,下肢痿痹,乳房胀痛,颊肿。

【刺灸法】 ①直刺0.5～1.0寸。②可灸。

【助学歌诀】 光明踝上五寸,腓骨前缘临近,
　　　　　　夜盲近视失明,癫痫乳少乳痛。
　　　　　　腓肌痉挛下痿,偏头痛及小腿。

38. 阳　辅

【定　位】 在小腿外侧、当外踝尖上4寸,腓骨前缘稍前方(图3-71)。

【主　治】 偏头痛,目外眦痛,缺盆中痛,脚气,腋下肿病,瘰疬,咽喉肿痛,胸、胁、下肢外侧痛,疟疾,半身不遂。

【刺灸法】 ①直刺0.5～1.0寸。②可灸。

【助学歌诀】 阳辅瘰疬偏头痛,脚气咽喉腋下肿,
　　　　　　下肢痿痹外眦痛,胆经经穴胀胁胸。

39. 悬　钟

【定　位】 在小腿外侧,当外踝尖上3寸,腓骨前缘(图3-71)。

【主　治】　半身不遂,颈项强痛,膝腿痛,脚气,胸腹胀满,胁肋疼痛,腋下肿,脑血管病后遗症,肋间神经痛,下肢瘫痪,踝关节及周围软组织疾病,脊髓炎,腰扭伤,落枕,坐骨神经痛,足内翻,足外翻,软骨病,头痛,扁桃体炎,鼻炎,鼻衄。

【刺灸法】　①直刺1.0～1.5寸。②可灸。

【助学歌诀】　悬钟髓会八会一,胸胁胀痛下肢痹,
　　　　　　咽喉肿痛并项强,腋肿脚气及痔疾。

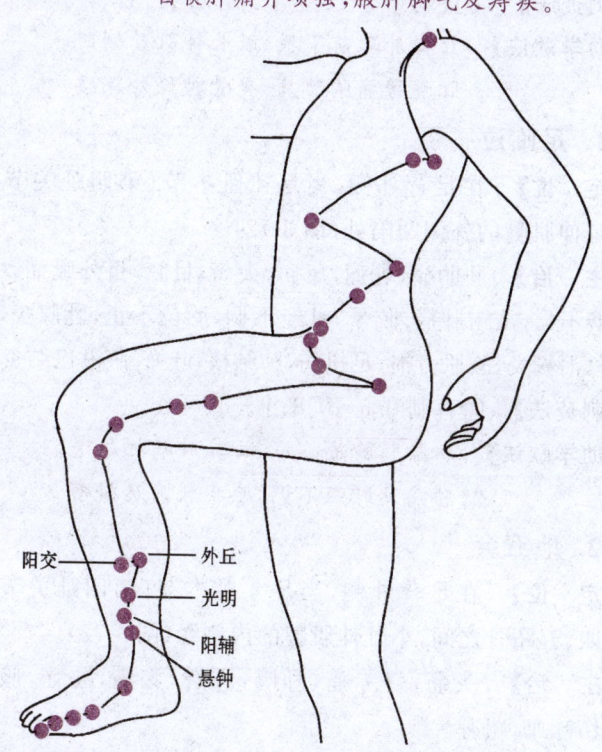

图3-71　阳交、外丘、光明、阳辅、悬钟穴

40. 丘　墟

【定　位】　在足外踝的前下方,当趾长伸肌腱的外侧凹陷处

(图 3-72)。

【主　治】　胸胁痛,腋下肿,疝气,颈项痛,下肢痿痹,外踝肿痛,中风偏瘫,目赤肿痛,目生翳膜,疟疾,膝关节及周围软组织疾病,坐骨神经痛,下肢瘫痪,肩周炎,落枕,腰扭伤,肝炎,胆结石,胆绞痛,胆管蛔虫症,胆囊炎,习惯性便秘,湿疹,风疹,荨麻疹等,高血压,血管性头痛,神经性耳聋,遗尿,尿潴留,痔疮。

【刺灸法】　①直刺 0.5～1.0 寸。②可灸。

【助学歌诀】　丘墟外踝前下找,趾长伸肌外侧凹,
　　　　　　　胆囊胃痛胸胁痛,坐骨神经外踝腰。

41. 足临泣

【定　位】　在足背外侧,当足 4 趾本节(第四趾关节)的后方,小趾伸肌腱的外侧凹陷处(图 3-72)。

【主　治】　胁肋痛,乳痈,瘰疬,头痛,目眩,目外眦痛,中风偏瘫,麻痹不仁,足跗肿痛,眩晕,月经不调,胎位不正,乳腺炎,耳聋,结膜炎,泪囊炎,腰肌劳损,足扭伤,肺结核,吐血,腋淋巴结炎。

【刺灸法】　①直刺 0.5～0.8 寸。②可灸。

【助学歌诀】　八脉胆腧足临泣,目赤肿痛把尿遗,
　　　　　　　胁痛足肿经不调,疟疾乳痈及瘰疬。

42. 地五会

【定　位】　在足背外侧,当足 4 趾本节(第四趾关节)的后方,第四、五跖骨之间,小趾伸肌腱的内侧缘(图 3-72)。

【主　治】　头痛,目赤痛,耳鸣,耳聋,胸满,胁痛,腋肿,乳痛,内伤吐血,跗肿。

【刺灸法】　①直刺 0.5～0.8 寸。②斜刺 0.5～0.8 寸。③可灸。

【助学歌诀】　头痛目赤地五会,耳鸣耳聋胁痛为,
　　　　　　　乳痛内伤及吐血,胸满腋胸痛足背。

43. 侠 溪

【定 位】 在足背外侧,当第四、五趾间,趾蹼缘后方赤白肉际处(图 3-72)。

【主 治】 头痛,眩晕,耳鸣,耳聋,目赤肿痛,颊肿,胸胁痛,膝股痛,足跗肿痛,惊悸,疟疾寒热,中风,高血压,中风瘫痪,月经不调,胎位不正,乳腺炎,结膜炎,坐骨神经痛,肋间神经痛,足扭伤。

【刺灸法】 ①直刺 0.3～0.5 寸。②斜刺 0.3～0.5 寸。③可灸。

【助学歌诀】 胆荥侠溪止头痛,目赤目眩耳鸣聋,
　　　　　　　胁肋疼痛及热病,颊肿脑股痛乳痛。

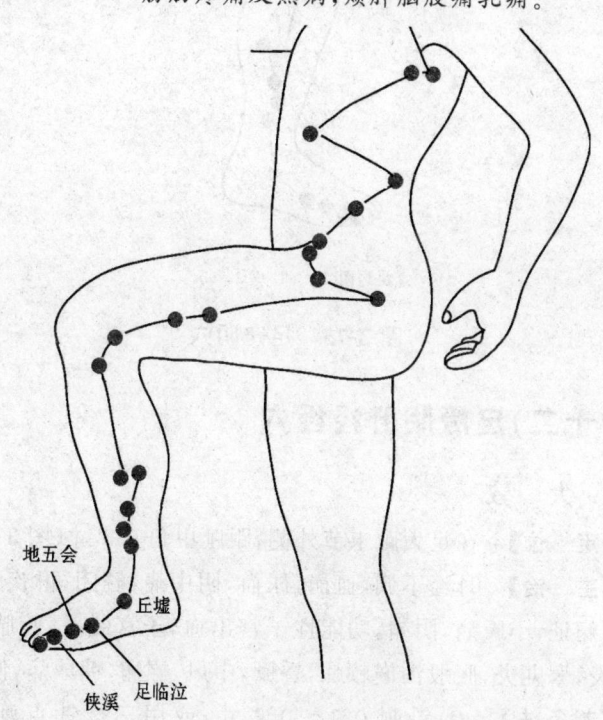

图 3-72　丘墟、足临泣、地五会、侠溪穴

44. 足窍阴

【定　位】　在第四趾末节外侧,距趾甲角 0.1 寸(图 3-73)。

【主　治】　偏头痛,目眩,目赤肿痛,耳鸣,耳聋,咽喉肿痛,胸胁痛,多梦,足跗肿痛,热病,眩晕,中风,高血压,月经不调,胎位不正,乳腺炎,结膜炎,肋间神经痛,足扭伤。

【刺灸法】　①直刺 0.1～0.2 寸。②可灸。

【助学歌诀】　胆经经穴足窍阴,头痛目赤耳聋医,
　　　　　　　喉痹热病经不调,失眠胁病并咳逆。

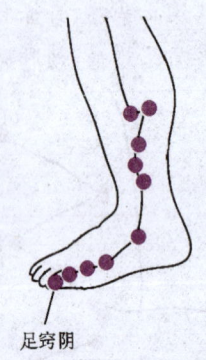

图 3-73　足窍阴穴

(十二)足厥阴肝经经穴

1. 大　敦

【定　位】　在足大趾末节外侧,距趾甲角 0.1 寸(图 3-74)。

【主　治】　月经不调,血崩,尿血,阴中痛,癃闭,淋疾,遗尿,癫狂,痫证,小腹痛,阴缩,功能性子宫出血,子宫脱垂,膀胱炎,前列腺炎,睾丸炎,腹股沟嵌顿疝,昏厥,中风,癫痫,糖尿病,便秘。

【刺灸法】　①斜刺 0.1～0.2 寸,或用三棱针点刺出血。②可灸。

【助学歌诀】 大敦踇趾外甲角,疝气经闭并遗尿,
产前产后不宜灸,阴挺癫痫经不调。

2. 行　　间

【定　位】 在足背侧,当第一、二趾间,趾蹼缘的后方赤白肉际处(图3-74)。

【主　治】 头痛,目赤痛,青盲,眩晕,失眠,胸胁满痛,月经过多,痛经,经闭,中风,痉挛,口歪,呃逆,泄泻,咳嗽,膝肿,下肢内侧痛,足跗肿痛,功能性子宫出血,神经衰弱,精神分裂症,癫痫,癔症,便秘,胃炎,肠炎,膀胱炎,外阴瘙痒,睾丸炎,遗尿,尿潴留,青光眼,牙痛,牙龈炎,跖趾关节炎。

【刺灸法】 ①直刺0.5～0.8寸。②可灸。

【助学歌诀】 行间大趾二趾间,目赤肿病头目眩,
青盲口歪经不调,胁病疝气并癫痫,
痛经带下及中风,肝荥崩漏不小便。

3. 太　　冲

【定　位】 在足背侧,当第一跖骨间隙的后方凹陷处(图3-74)。

【主　治】 头痛,眩晕,小儿惊风,癫狂,痫证,胁痛,腹胀,黄疸,呕逆,月经不调,崩漏,疝气,癃闭,膝股内侧痛,足跗肿,下肢痿痹,咽痛,目赤肿痛,高血压,神经衰弱,精神分裂症,头痛,失眠,结膜炎,视神经炎,青光眼,甲状腺功能亢进,尿路感染,遗尿,睾丸炎,肝炎,胆囊炎,乳腺炎。

【刺灸法】 ①直刺0.5～0.8寸。②可灸。

【助学歌诀】 太冲关节后凹陷,目赤肿痛头晕眩,
口歪胁痛经不调,疝气崩漏癫狂痫,
遗尿呕逆下肢痹,肝原腧穴惊风见。

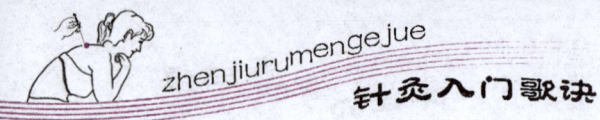

4. 中 封

【定　位】　在足背侧,当足内踝前,商丘与解溪连线之间,胫骨前肌腱的内侧凹陷处(图 3-74)。

【主　治】　疝气,阴茎痛,遗精,小便不利,黄疸,胸腹胀满,腰痛,足冷,内踝肿痛。

【刺灸法】　①直刺 0.5～0.8 寸。②可灸。

【助学歌诀】　中封内踝一寸前,胫前长腱之间,
　　　　　　　下肢腰痛足厥冷,尿闭遗精尿道炎。

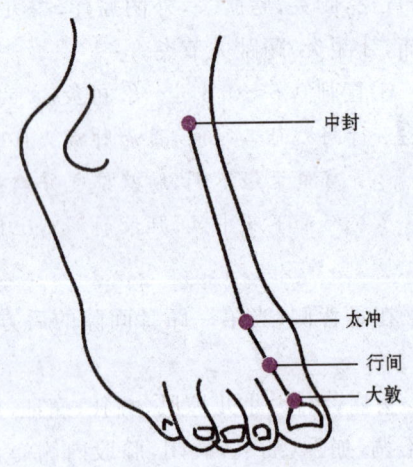

图 3-74　大敦、行间、太冲、中封穴

5. 蠡 沟

【定　位】　在小腿内侧,当足内踝尖上 5 寸,胫骨内侧面的中央(图 3-75)。

【主　治】　月经不调,小腹胀满,赤白带下,阴痒,睾丸肿痛,疝气,小便不利,阴挺,腰背拘急不可俯仰、胫部酸痛,膀胱炎,尿道炎,睾丸炎,阴囊湿疹,肠疝痛,遗精,阳痿,性功能亢进,月经不

调,子宫内膜炎,功能性子宫出血,宫颈糜烂,尿潴留,精神病,脊髓炎,心动过速。

【刺灸法】 ①平刺 0.5~1.0 寸。②可灸。

【助学歌诀】 蠡沟内踝上五许,胫骨内面内缘取,
　　　　　　月经不调梅核气,小腿酸痛尿不利。

6. 中　都

【定　位】 在小腿内侧,当足内踝尖上 7 寸,胫骨内侧面的中央(图 3-75)。

【主　治】 胁痛,腹胀,泄泻,疝气,小腹痛,崩漏,恶露不尽。

【刺灸法】 ①平刺 0.5~0.8 寸。②可灸。

【助学歌诀】 中都内踝上方七,胫骨内面内缘取,
　　　　　　崩漏疝痛小腹痛,痢疾下肢关节痹。

7. 膝　关

【定　位】 在小腿内侧,当胫骨内上髁的后下方,阴陵泉后 1 寸,腓肠肌内侧头的上部(图 3-75)。

【主　治】 膝膑肿痛,寒湿流注,历节风痛,下肢痿痹。

【刺灸法】 ①直刺 1.0~1.5 寸。②可灸。

【助学歌诀】 阳陵后一取膝关,胫骨内髁后下边,
　　　　　　膝关节痛屈不利,咽喉肿痛及风痹。

8. 曲　泉

【定　位】 在膝内侧,屈膝,当膝关节内侧面横纹内侧端,股骨内侧髁的后缘,半腱肌、半膜肌止端的前缘凹陷处(图 3-75)。

【主　治】 月经不调,痛经,白带,阴挺,阴痒,腹痛,遗精,阳痿,疝气,小便不利,头痛,目眩,癫狂,下肢痿痹,膝膑肿痛。

【刺灸法】 ①直刺 1.0~1.5 寸。②可灸。

【助学歌诀】 腹痛阴痒用曲泉,遗精膝病不小便,
　　　　　　痛经白带经不调,所入为合厥阴肝。

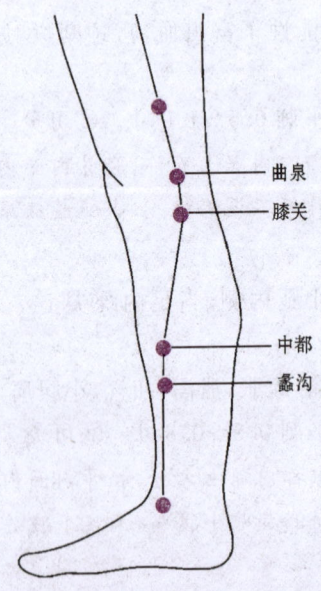

图 3-75 蠡沟、中都、膝关、曲泉穴

9. 阴包

【定　位】　在大腿内侧,当胫骨内上髁上 4 寸,股内肌与缝匠肌之间(图 3-76)。

【主　治】　腹痛,月经不调,遗尿,小便不利,腰骶痛引小腹。

【刺灸法】　①直刺 1.0~2.0 寸。②可灸。

【助学歌诀】　曲泉四阴包,两肌之间凹,
　　　　　　腰痛与遗尿,腹痛经不调。

10. 足五里

【定　位】　在大腿内侧,当气冲直下 3 寸,大腿根部,耻骨结节的下方,长收肌的外缘(图 3-76)。

【主　治】　少腹胀痛,小便不利,阴挺,睾丸肿痛,嗜卧,四肢倦怠,颈疬。

【刺灸法】 ①直刺0.5～0.8寸。②可灸。
【助学歌诀】 小便不利足五里,阴挺嗜卧并瘰疬,
睾丸肿痛少腹痛,可灸直刺八分宜。

11. 阴　廉

【定　位】 在大腿内侧,当气冲直下2寸,大腿根部,耻骨结节的下方,长收肌的外缘(图3-76)。

【主　治】 月经不调,赤白带下,小腹疼痛,股内侧痛,下肢挛急。

【刺灸法】 ①直刺0.5～1.0寸。②可灸。

【助学歌诀】 气冲下二阴廉,大腿内侧上边,
月经不调不孕,股内侧痛痿软。

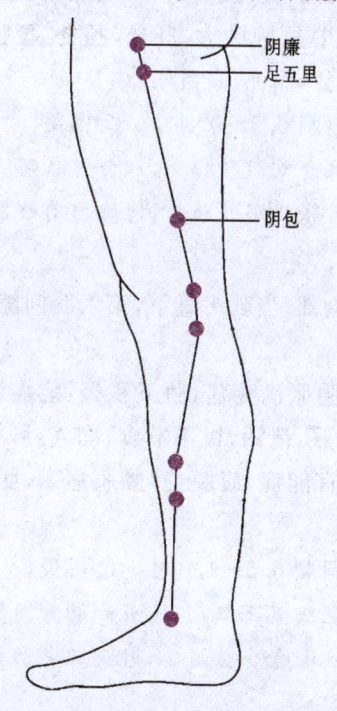

图3-76　阴包、足五里、阴廉穴

12. 急　脉

【定　位】　在耻骨结节的外侧,当气冲外下方腹股沟股动脉搏动处,前正中线旁开 2.5 寸(图 3-77)。

【主　治】　疝气,阴挺,阴茎痛,少腹痛,股内侧痛。

【刺灸法】　①直刺 0.5~1.0 寸。②可灸。

【助学歌诀】　急脉距任二寸五,耻骨结节外下股,
　　　　　　股内侧痛及疝气,阴挺尿炎痛小腹。

13. 章　门

【定　位】　在侧腹部,当第十一肋游离端的下方(图 3-77)。

【主　治】　胸胁痛,黄疸,痞块,神疲肢倦,腹痛,腹胀,肠鸣,泄泻,呕吐,小儿疳积,肝脾肿大,肝炎,肠炎,腹膜炎,肠疝痛,黄疸,膀胱炎,肾炎,癫狂,痫证,高血压。

【刺灸法】　①斜刺 0.5~0.8 寸。②可灸。

【助学歌诀】　脏会章门肝胆交,八会脾募痞块消,
　　　　　　腹胀泄泻并胁痛,诸症均治效果好。

14. 期　门

【定　位】　在胸部,当乳头直下,第六肋间隙,前正中线旁开 4 寸(图 3-77)。

【主　治】　胸胁胀满疼痛,胁下积聚,疟疾,伤寒热入血室,呕吐,呃逆,吞酸,腹胀,泄泻,饥不欲食,疝气,肝炎,肝肿大,胆囊炎,胃炎,胃肠神经官能症,腹膜炎,膈肌痉挛,肋间神经痛,胸膜炎,心肌炎,高血压。

【刺灸法】　①斜刺 0.5~1.0 寸。②可灸。

【助学歌诀】　乳头直下取期门,五六肋骨间隙存,
　　　　　　吐酸食少咳逆喘,肝炎胆炎肋神痛。

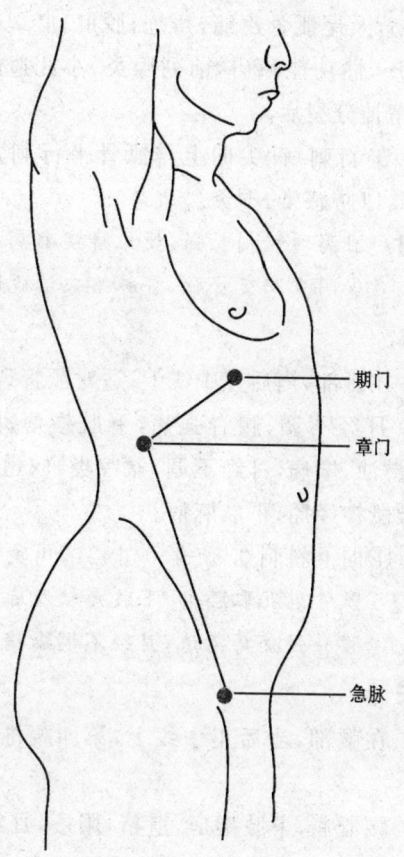

图 3-77 急脉、章门、期门穴

(十三)督脉经穴

1. 长 强

【定 位】 在尾骨端下,当尾骨端与肛门连线的中点处(图 3-78)。

【主 治】 泄泻,痢疾,癃闭,阴部湿痒,便秘,癫狂,痫证,瘛疾,脊强反折,腰背及尾骶骨疼痛,痔疮,脱肛,肛裂,慢性肠炎,会阴瘙痒,阴囊湿疹,性功能障碍,前列腺炎,小儿遗尿,阳痿,并可用于妇科引产,精神分裂症。

【刺灸法】 ①斜刺,针尖向上与骶骨平行刺入0.5～1寸。②不得刺穿直肠,以防感染,不灸。

【助学歌诀】 泄泻便秘刺长强,便血痔疾癫病狂,

少阴少阳交督脉,督脉络穴治脱肛。

2. 腰 俞

【定 位】 在骶部,当后正中线上,适对骶管裂孔(图3-78)。

【主 治】 月经不调,腰脊强痛,下肢痿痹,腹泻,便秘,痔疾,脱肛,便血,淋浊,癫痫,月经不调,盆腔炎,尿道感染,尿失禁,阳痿,遗精等,腰骶神经痛,下肢麻痹。

【刺灸法】 ①向上斜刺0.5～1.0寸。②可灸。

【助学歌诀】 骶骨裂孔取腰俞,下肢痿软及麻木,

腰脊强痛痔疮遗,月经不调癫痫疾。

3. 腰阳关

【定 位】 在腰部,当后正中线上,第四腰椎棘突下凹陷中(图3-78)。

【主 治】 腰骶痛,下肢痿痹,遗精,阳痿,月经不调,腰髋部疼痛,坐骨神经痛,脊柱炎,膝关节炎等,慢性肠炎,痢疾。

【刺灸法】 ①直刺0.5～1.0寸。②可灸。

【助学歌诀】 四腰突下腰阳关,腰骶疼痛下肢瘫,

月经不调赤白带,遗精阳痿睾丸炎。

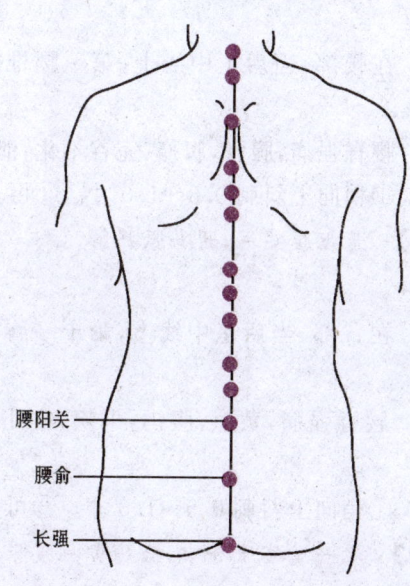

图 3-78　长强、腰俞、腰阳关穴

4. 命　门

【定　位】　在腰部,当后正中线上,第二腰椎棘突下凹陷中(图 3-79)。

【主　治】　遗精,阳痿,早泄,胎屡坠,赤白带下,遗尿,尿频,耳鸣,头晕,泄泻,腰痛,脊强,癫痫,惊恐,神经衰弱,子宫内膜炎,盆腔炎,性功能减退,前列腺炎,小便不利,肾炎,脊柱炎,急性腰扭伤,坐骨神经痛,小儿麻痹后遗症,小儿瘠证。

【刺灸法】　①直刺 0.5～1.0 寸。②可灸。

【助学歌诀】　第二腰椎寻命门,月经不调带下针,
　　　　　　　腰脊强痛并泄泻,遗精阳痿刺一寸。

5. 悬 枢

【定　位】　在腰部,当后正中线上,第一腰椎棘突下凹陷中(图3-79)。

【主　治】　腰脊强痛,腹胀,腹痛,完谷不化,泄泻,痢疾。

【刺灸法】　①稍向上斜刺0.5~1.0寸。②可灸。

【助学歌诀】　悬枢腹痛泻,腰脊强痛解。

6. 脊 中

【定　位】　在背部,当后正中线上,第十一胸椎棘突下凹陷中(图3-79)。

【主　治】　腰脊强痛,黄疸,腹泻,痢疾,小儿疳积,痔疾,脱肛,便血,癫痫。

【刺灸法】　①稍向上斜刺0.5~1.0寸。②可灸。

【助学歌诀】　十一胸突下脊中,癫痫黄疸腹胀痛,
　　　　　　腹泻脱肛痔疮痢,肝炎胃炎与瘰疬。

7. 中 枢

【定　位】　在背部,当后正中线上,第十胸椎棘突下凹陷中(图3-79)。

【主　治】　黄疸,呕吐,腹胀,胃病,食欲不振,腰背痛。

【刺灸法】　①斜刺0.5~1.0寸。②可灸。

【助学歌诀】　腹胀黄疸刺中枢,腰脊强痛并呕吐。

8. 筋 缩

【定　位】　在背部,当后正中线上,第九胸椎棘突下凹陷中(图3-79)。

【主　治】　癫狂,惊痫,抽搐,脊强,背痛,胃痛,黄疸,四肢不收,筋挛拘急。

【刺灸法】　①斜刺0.5~1.0寸。②可灸。

【助学歌诀】　九胸突下筋缩现,腰背胃痛及癫痫。

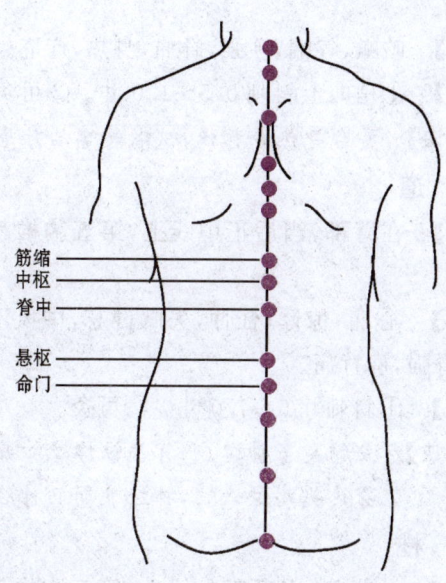

图 3-79 命门、悬枢、脊中、中枢、筋缩穴

9. 至 阳

【定 位】 在背部,当后正中线上,第七胸椎棘突下凹陷中(图 3-80)。

【主 治】 胸胁胀痛,黄疸,腹痛,咳嗽,气喘,腰腿疼痛,脊强,支气管炎,支气管哮喘,胸膜炎,急性胃炎,肝炎,胆囊炎,胆管蛔虫症,疟疾,冠心病,肋间神经痛,背痛。

【刺灸法】 ①稍向上斜刺 0.5～1.0 寸。②可灸。

【助学歌诀】 七胸突下取至阳,疟疾肝炎及胆囊,
　　　　　　腰背疼痛四肢疼,咳嗽气喘胸胁胀。

10. 灵 台

【定 位】 在背部,当后正中线上,第六胸椎棘突下凹陷中

(图 3-80)。

【主　治】　咳嗽,气喘,项强,脊痛,身热,疔疮。

【刺灸法】　①稍向上斜刺 0.5～1.0 寸。②可灸。

【助学歌诀】　灵台身热脊背强,咳嗽气喘治疔疮。

11. 神　道

【定　位】　在背部,当后正中线上,第五胸椎棘突下凹陷中(图 3-80)。

【主　治】　心痛,惊悸,怔忡,失眠健忘,中风不语,咳嗽,气喘,癫痫,腰脊强,肩背痛。

【刺灸法】　①斜刺 0.5～1.0 寸。②可灸。

【助学歌诀】　五胸突下神道应,背痛惊悸及心痛,
　　　　　　　身热头痛咳嗽喘,神经衰弱肋神经。

12. 身　柱

【定　位】　在背部,当后正中线上,第三胸椎棘突下凹陷中(图 3-80)。

【主　治】　身热头痛,咳嗽,气喘,惊厥,癫狂,痫证,后脊强痛,疔疮发背。

【刺灸法】　①斜刺 0.5～1.0 寸。②可灸。

【助学歌诀】　三胸突下身柱点,胸背疼痛咳嗽喘,
　　　　　　　神经衰弱肺结核,身热谵语狂走癫。

13. 陶　道

【定　位】　在背部,当后正中线上,第一胸椎棘突下凹陷中(图 3-80)。

【主　治】　热病,恶寒发热,咳嗽,气喘,骨蒸潮热,头痛,脊强,胸痛,脊背酸痛,疟疾,癫狂。

【刺灸法】　①稍向上斜刺 0.5～1.0 寸。②可灸。

【助学歌诀】　一胸突下陶道取,发热恶寒与疟疾,

项背强痛及头痛,癫痫癫狂儿麻痹。

14. 大　椎

【定　位】　在后正中线上,第七颈椎棘突下凹陷中(图3-80)。

【主　治】　外邪侵袭肌表所致表证,热病,中暑,霍乱,呕吐,黄疸,癫狂,痫证,角弓反张,项强,肩背痛,腰痛,神经衰弱,瘾症,小儿惊风,感冒,支气管炎,肺结核,肺气肿,鼻衄,齿龈炎,老年初期白内障,血液病,湿疹,脑血管病后遗症,肝炎,背软组织疾病。

【刺灸法】　①稍向上斜刺0.5～1.0寸。②可灸。

【助学歌诀】　颈七大椎咳嗽喘,热病疟疾癫狂痫,
骨蒸潮热头项强,风疹呕吐及黄疸。

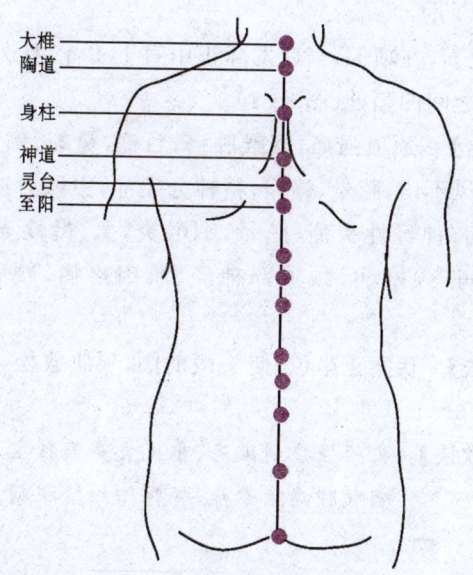

图3-80　至阳、灵台、神道、身柱、陶道、大椎穴

15. 哑 门

【定　位】　在项部,当后发际正中直上0.5寸,第一颈椎下(图3-81)。

【主　治】　舌缓不语,中风昏厥,癫狂,痫证,颈项强急,脊强反折,头痛,鼻衄,舌重,瘾症,癫痫,精神分裂症,脑膜炎,脊髓炎,大脑发育不全,聋哑,神经性头痛,声音嘶哑,舌骨麻痹,喉头炎,颈部软组织损伤,颈椎病。

【刺灸法】　①伏案正坐位,使头微前倾,项肌放松,向下颌方向缓慢刺入0.5~1.0寸。②禁灸。

【助学歌诀】　舌强不语刺哑门,暴喑头项强痛针,
　　　　　　　督脉阳维癫狂痫,接近延髓不宜深。

16. 风 府

【定　位】　在项部,当后发际正中直上1寸,枕外隆凸直下,两侧斜方肌之间凹陷处(图3-81)。

【主　治】　颈项强痛,咽喉肿痛,目痛,鼻衄,癫狂,痫证,瘾症,惊悸,中风不语,眩晕,癫痫,精神分裂症,中风后遗症,高血压脑病,聋哑病,神经性头痛,眩晕,咽喉炎,急、慢性支气管炎,感冒,各种热病,颈椎病,颈项部神经、肌肉疼痛,腰背肌软组织疾病。

【刺灸法】　伏案正坐位,使头微前倾,项肌放松,向下颌方向缓慢刺入0.5~1.0寸。

【助学歌诀】　头项强痛刺风府,中风失声癫狂主,
　　　　　　　咽喉肿痛眩晕症,督脉阳维禁深刺。

17. 脑 户

【定　位】　在头部,后发际正中直上2.5寸,风府上1.5寸,枕外隆凸的上缘凹陷处(图3-81)。

【主　治】　头重,头痛,眩晕,面赤,目黄,面痛、声哑,失声,

项强,癫狂,痫证,瘿瘤。

【刺灸法】 ①平刺0.5～1.0寸。②可灸。

【助学歌诀】 枕骨粗隆上脑户,风府穴上一寸五,
癫痫头痛颈项强,音哑眩晕不明目。

18. 强 间

【定 位】 在头部,当后发际正中直上4寸,脑户上1.5寸(图3-81)。

【主 治】 头痛,目眩,颈项强痛,癫狂,痫证,心烦,失眠。

【刺灸法】 ①平刺0.5～1.0寸。②可灸。

【助学歌诀】 强间脑户上寸五,头痛眩晕及呕吐,
神衰癫痫精神病,颈项强痛难回顾。

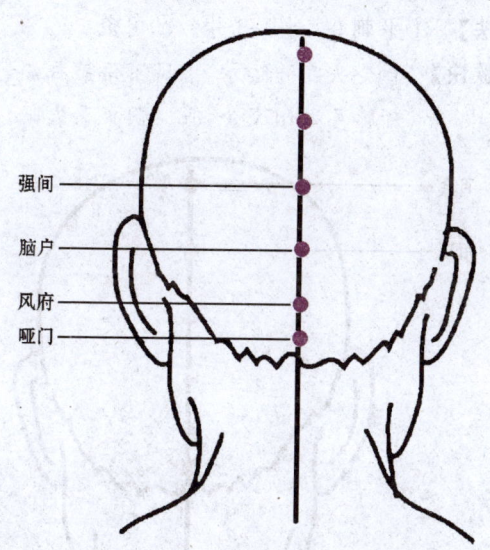

图3-81 哑门、风府、脑户、强间穴

19. 后 顶

【定 位】 在头部,当后发际正中立上5.5寸,脑户上3寸

(图 3-82)。

【主　治】 头痛,眩晕,心烦,失眠,项强,癫狂,痫证。

【刺灸法】 ①平刺 0.5～0.8 寸。②可灸。

【助学歌诀】 后顶寸五接强间,主治头痛及目眩,
癫痫精神分裂症,头项强痛与失眠。

20. 百　会

【定　位】 在头部,当前发际正中直上 5 寸,前顶后 1.5 寸。或两耳尖连线中点处(图 3-82)。

【主　治】 昏厥,惊悸,中风不语,瘛疭,癫痫,癔症,耳鸣,眩晕,脱肛,痔疾,阴挺,头痛,中风后遗症,精神病,休克,失眠,神经衰弱,痢疾,肠炎,高血压,子宫脱垂,耳聋,咽炎。

【刺灸法】 ①平刺 0.5～0.8 寸。②可灸。

【助学歌诀】 百会头痛并眩晕,中风不语癫狂痫,
督脉足太阳交会,脱肛阴挺及失眠。

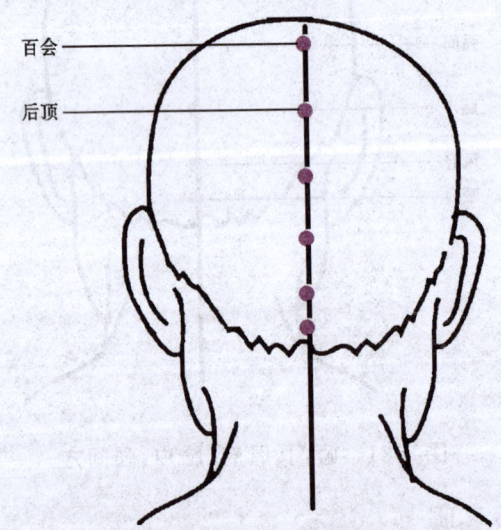

图 3-82　后顶、百会穴

21. 前 顶

【定 位】 在头部,当前发际正中直上 3.5 寸,百会前 1.5 寸(图 3-83)。

【主 治】 头晕,目眩,癫痫,鼻渊,目赤肿痛,小儿惊风。

【刺灸法】 ①平刺 0.5～0.8 寸。②可灸。

【助学歌诀】 百会穴前一寸半,头顶疼痛与癫痫,
　　　　　　鼻流清涕或眩晕,中风所致之偏瘫。

22. 囟 会

【定 位】 在头部,当前发际正中直上 2 寸,百会前 3 寸(图 3-83)。

【主 治】 头痛,目眩,面赤暴肿,鼻渊,鼻衄,鼻痔,鼻痈,癫痫,嗜睡,小儿惊风。

【刺灸法】 ①平刺 0.5～0.8 寸,小儿禁刺。②可灸。

【助学歌诀】 囟会头目眩,治鼻渊癫痫,
　　　　　　前囟未闭者,不可把针签。

23. 上 星

【定 位】 在头部,当前发际正中直上 1 寸(图 3-83)。

【主 治】 头痛,眩晕,目赤肿痛,迎风流泪,面赤肿,鼻渊,鼻衄,鼻痔,鼻痈,癫狂,痫证,小儿惊风,疟疾,热病。

【刺灸法】 ①平刺 0.3～0.5 寸。②可灸。

【助学歌诀】 入发一寸上星,穴居额上正中,
　　　　　　头痛目痛鼻炎,鼻衄精神疾病。

24. 神 庭

【定 位】 在头部,当前发际正中直上 0.5 寸(图 3-83)。

【主 治】 癫痫,眩晕,失眠,惊悸,头痛,鼻渊,鼻衄,目赤肿痛,雀目,神经性头痛,高血压,精神病,神经官能症,癔症,脑血管意外后遗症等,神经性呕吐,心动过速,感冒,鼻炎,泪囊炎,结肠炎。

【刺灸法】 ①平刺0.3～0.5寸。②可灸。

【助学歌诀】 入发五分神庭,穴居额上正中,
癫痫惊悸失眠,眩晕鼻炎头痛。

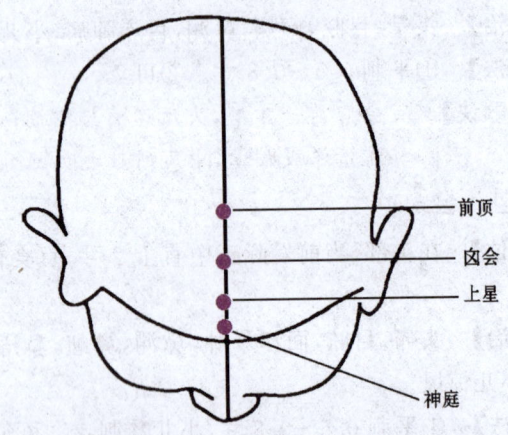

图3-83 前顶、囟会、上星、神庭穴

25. 素 髎

【定 位】 在面部,当鼻尖的正中央(图3-84)。

【主 治】 鼻塞,鼻衄,鼻流清涕,鼻中肉,鼻渊,酒渣鼻,惊厥,喘息,昏迷,新生儿窒息。

【刺灸法】 ①向上斜刺0.2～0.3寸,或点刺出血。②不灸。

【助学歌诀】 鼻尖中央素髎,善能祛风开窍,
休克昏厥鼻病,呼衰心率过少。

26. 水 沟

【定 位】 在面部,当人中沟的上1/3与中1/3交点处(图3-84)。

【主 治】 昏迷,晕厥,中暑,癫痫,急慢惊风,牙关紧闭,瘟疫,黄疸,霍乱,齿痛,风水面肿,鼻塞,鼻衄,脊背强痛、挫闪腰痛,癔症,精神病,晕车,鼻炎,面肌痉挛,面部蚁行感,急性腰扭伤,糖尿病。

【刺灸法】 ①向上斜刺0.2～0.5寸,或用指甲按掐。②不灸。

【助学歌诀】 水沟穴居鼻沟,上中三一相交,
休克嘴里癔症,此穴止痉醒脑,
呼吸衰竭癫狂,落枕急性扭腰。

27. 兑　端

【定　位】 在面部,当上唇的尖端,人中沟下端的皮肤与唇的移行部(图3-84)。

【主　治】 昏迷,昏厥,癫狂,癔症,消渴嗜饮,口疮臭秽,齿龈肿痛,口㖞,鼽衄,鼻塞。

【刺灸法】 ①斜刺0.2～0.3寸。②不灸。

【助学歌诀】 上唇上端兑端,沟唇连接之点,
晕厥昏迷癔症,龈肿癫狂痫痫。

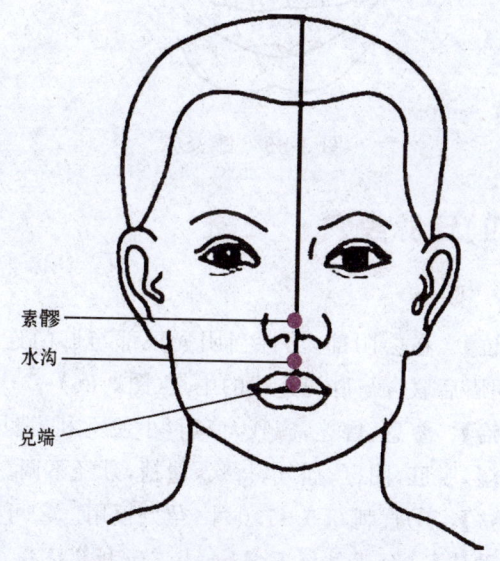

图3-84　素髎、水沟、兑端穴

28. 龈 交

【定　位】　在上唇内，唇系带与上齿龈的相接处(图3-85)。

【主　治】　齿龈肿痛，口臭，牙龈出血，鼻渊，面赤颊肿，唇吻强急，面部疮癣，两腮生疮，癫狂，项强。

【刺灸法】　①向上斜刺0.2～0.3寸，或点刺出血。②不灸。

【助学歌诀】　龈交唇下取穴，系带齿龈相接，
　　　　　　鼻炎鼻塞癫狂，牙龈肿痛眼病。

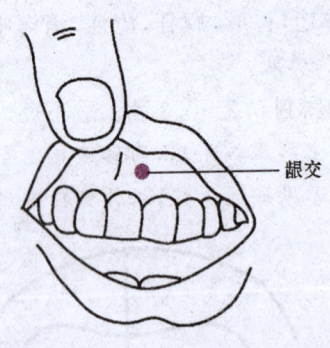

图3-85　龈交穴

(十四)任脉经穴

1. 会 阴

【定　位】　在会阴部，男性当阴囊根部与肛门连线的中点，女性当大阴唇后联合与肛门连线的中点(图3-86)。

【主　治】　窒息，昏迷，癫狂，惊痫，小便不利，遗尿，阴痛，阴痒，阴部汗湿，脱肛，阴挺，疝气，痔疾，遗精，月经不调。

【刺灸法】　①直刺0.5～1.0寸，孕妇慎用。②可灸。

【助学歌诀】　会阴月经不调医，小便不利及痔疾，
　　　　　　任督冲脉相交会，癫狂遗精并昏迷。

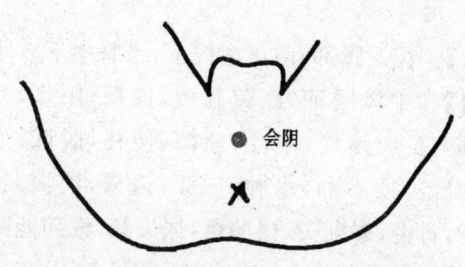

图 3-86 会阴穴

2. 曲 骨

【定 位】 在下腹部,当前正中线上,当耻骨联合上缘的中点处(图 3-87)。

【主 治】 少腹胀满,小便不利,遗尿,疝气,遗精,阳痿,阴囊湿痒,月经不调,赤白带下,痛经。

【刺灸法】 ①直刺 0.5～1.0 寸。②可灸。

【助学歌诀】 曲骨遗精又遗尿,阳痿带下经不调,
小便不利尿后刺,孕妇慎用任厥交。

3. 中 极

【定 位】 在下腹部,前正中线上,当脐中下 4 寸(图 3-87)。

【主 治】 遗精,阳痿,早泄,月经不调,痛经,崩漏,小便不利,水肿,阴痒,带下,积聚疼痛,恶漏不止,胞衣不下,肾炎,尿路感染,膀胱括约肌麻痹,尿潴留,遗尿,闭经,白带过多,不孕症,盆腔炎,功能性子宫出血,输卵管炎,子宫内膜炎,坐骨神经痛。

【刺灸法】 ①直刺 0.5～1.2 寸。②可灸。

【助学歌诀】 阳痿遗精用中极,小便不利并疝气,
崩漏带下经不调,阴挺不孕把尿遗,
任与足三阴交会,膀胱募穴要牢记。

4. 关 元

【定 位】 在下腹部,前正中线上,当脐中下 3 寸(图 3-87)。

【主 治】 中风脱证,虚劳赢瘦,遗精,阳痿,月经不调,经闭,带下,阴挺,少腹疼痛,呕吐,泄泻,便秘,脱肛,崩漏,恶露不止,便血,尿血,小便不利,水肿,尿频,遗尿,消渴,细菌性痢疾,急、慢性肠炎,肾炎,睾丸炎,尿潴留,尿失禁,性功能减弱。

【刺灸法】 ①直刺 0.5~1.5 寸。②可灸。

【助学歌诀】 虚劳赢瘦关元医,遗尿尿频或尿闭,
泄泻腹痛经不调,遗精阳痿或疝气,
带下不孕小肠募,任交三阴壮身体。

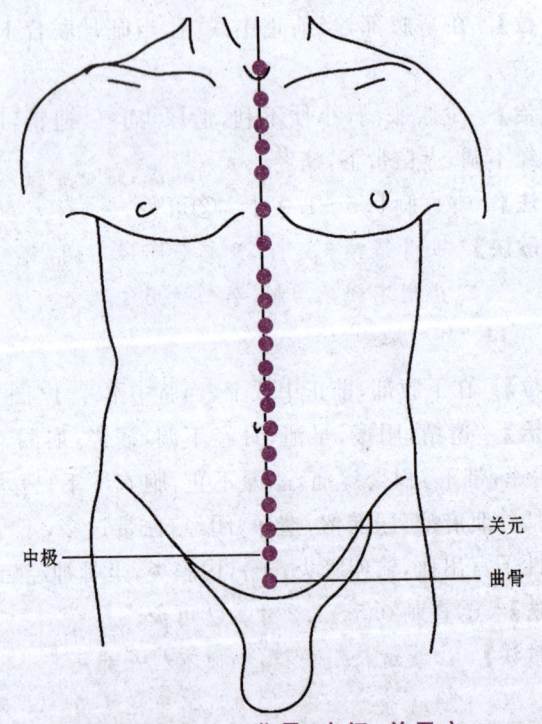

图 3-87 曲骨、中极、关元穴

5. 石 门

【定　位】　在下腹部,前正中线上,当脐中下2寸(图3-88)。

【主　治】　腹胀,泄泻,绕脐疼痛,腹痛,疝气,水肿,小便不利,遗精,阳痿,经闭,带下,崩漏,产后恶露不止。

【刺灸法】　①直刺0.5～1.0寸。②可灸。

【助学歌诀】　石门腹痛并疝气,经闭带下及泄利,
　　　　　　　水肿崩漏小便难,三焦募穴孕妇忌。

6. 气 海

【定　位】　在下腹部,前正中线上,当脐中下1.5寸(图3-88)。

【主　治】　中风脱证,脏气虚惫,形体羸瘦,四肢乏力,遗精,阳痿,带下,遗尿,淋证,癃闭,月经不调,痛经,崩漏,阴挺,恶露不止,胞衣不下,不孕,绕脐腹痛,水肿臌胀,腹胀,便秘,水谷不化,泄泻,痢疾,尿潴留,泌尿系统感染,功能性子宫出血,盆腔炎等,胃炎,肠炎,肠麻痹,阑尾炎,腹膜炎,高血压,神经衰弱,疝气,虚弱。

【刺灸法】　①直刺0.5～1.5寸。②可灸。

【助学歌诀】　气海腹痛便泄秘,遗尿遗精并疝气,
　　　　　　　经闭虚脱经不调,保健要穴壮身体。

7. 阴 交

【定　位】　在下腹部,前正中线上,当脐中下1寸(图3-88)。

【主　治】　绕脐冷痛,腹满水肿,泄泻,疝气,阴痒,小便不利,疝气,血崩,月经不调,带下,产后恶露不止,小儿陷囟,腰膝拘挛。

【刺灸法】　直刺0.5～1.5寸,可灸。

【助学歌诀】　脐下一寸阴交,前中线上寻找,
　　　　　　　腹痛阴痒疝痛,带下恶露不调。

8. 神 阙

【定　位】　在腹中部,脐中央(图3-88)。

【主　治】　中风虚脱,四肢厥冷,形惫体乏,绕脐腹痛,水肿臌胀,脱肛,泄痢,便秘,小便不禁,妇女不孕。

【刺灸法】　①禁刺。②可灸。

【助学歌诀】　神阙脐窝应谨慎,宜灸不宜消毒针,
　　　　　　肠鸣腹痛腹泻胀,中风虚脱不省人。

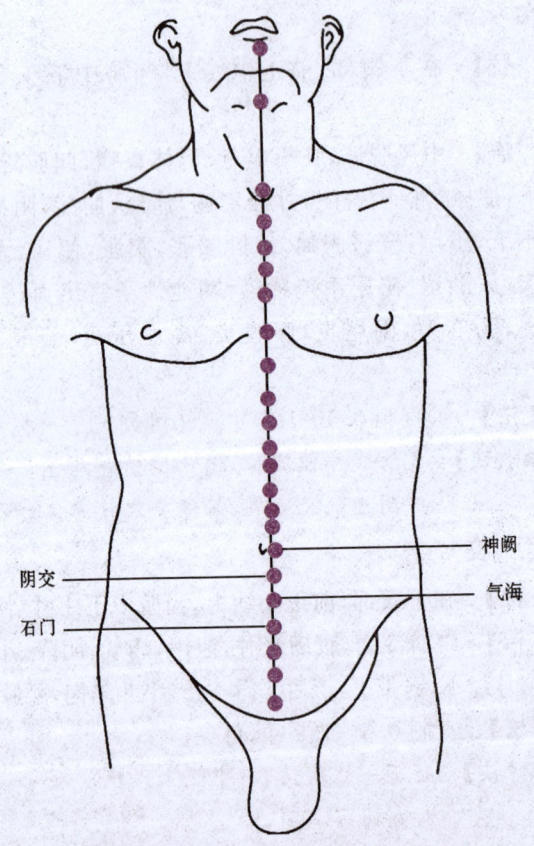

图3-88　石门、气海、阴交、神阙穴

9. 水　分

【定　位】　在上腹部,前正中线上,当脐中上1寸(图3-89)。

【主　治】　腹痛,泄泻,腹胀,肠鸣,翻胃吐食,水肿,小便不通,小儿陷囟,腰脊强急。

【刺灸法】　①直刺0.8～1.2寸。②可灸。

【助学歌诀】　前正中线水分,穴居脐上一寸,
　　　　　　　肠鸣腹泻腹痛,水肿小便不通。

10. 下　脘

【定　位】　在上腹部,前正中线上,当脐中上2寸(图3-89)。

【主　治】　胃痛,腹胀,呕吐,呃逆,食谷不化,肠鸣,痞块,虚肿。

【刺灸法】　①直刺0.8～1.2寸。②可灸。

【助学歌诀】　胃痛腹胀下脘医,食谷不化并泄利,
　　　　　　　任与足太阴交会,呕吐痞块此穴取。

11. 建　里

【定　位】　在上腹部,前正中线上,当脐中上3寸(图3-89)。

【主　治】　胃痛,腹胀,呕吐,食欲不振,肠中切痛,水肿。

【刺灸法】　①直刺0.8～1.2寸。②可灸。

【助学歌诀】　脐上三寸建里,任脉中线量取,
　　　　　　　消化不良水肿,胃痛腹胀呕逆。

12. 中　脘

【定　位】　在上腹部,前正中线上,当脐中上4寸(图3-89)。

【主　治】　胃脘痛,呕吐,呃逆,反胃,吞酸,纳呆,疳积,腹胀,肠鸣,泄泻,便秘,痢疾,黄疸,臌胀,胁下坚痛,惊悸,怔忡,头痛,失眠,脏躁,癫狂,痫证,昏厥,惊风,虚劳吐血,产后血晕,便血,急、慢性胃炎、胃溃疡、胃痉挛、胃下垂、肠炎、阑尾炎、慢性肝炎、便秘、癔症、精神分裂症、神经衰弱、子宫脱垂、支气管哮喘、心脏病、中暑。

【刺灸法】 ①直刺0.8～1.2寸。②可灸。

【助学歌诀】 中脘胃痛吞酸,腹胀呕吐黄疸,
任交三阳八会脐,胃募泄利狂癫。

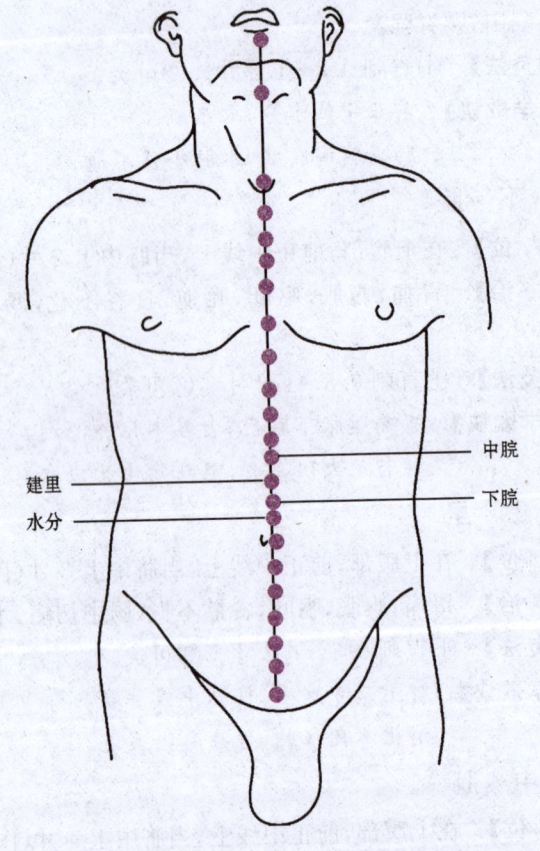

图3-89 水分、下脘、建里、中脘穴

13. 上 脘

【定　位】 在上腹部,前正中线上,当脐中上5寸(图3-90)。

【主　治】 胃痛,腹胀,呕吐,呃逆,纳呆,食不化,黄疸,泄

泻,虚劳吐血,咳嗽痰多,癫痫。

【刺灸法】 ①直刺0.8~1.2寸。②可灸。

【助学歌诀】 中脘上一取上脘,胃痛呃逆吐黄疸,
　　　　　　腹胀腹泻食不化,虚劳惊悸与癫痫。

14. 巨 阙

【定　位】 在上腹部,前正中线上,当脐中上6寸(图3-90)。

【主　治】 胸痛,心痛,心烦,惊悸,癫狂,痫证,健忘,胸满气短,咳逆上气,腹胀暴痛,呕吐,呃逆,噎嗝,吞酸,黄疸,泄利。

【刺灸法】 ①直刺0.5~1.0寸。②可灸。

【助学歌诀】 巨阙呕吐吞酸,胸痛心悸癫痫,
　　　　　　心募深刺会伤肝,腹胀暴痛黄疸。

15. 鸠 尾

【定　位】 在上腹部,前正中线上,当胸剑结合部下1寸(图3-90)。

【主　治】 心痛,心悸,心烦,癫狂痫,惊狂,胸中满痛,咳嗽气喘,呕吐,呃逆,反胃,胃痛。

【刺灸法】 ①斜向下刺0.5~1.0寸。②可灸。

【助学歌诀】 鸠尾脐上方七寸,胸骨剑突下五分,
　　　　　　胆道蛔虫心绞痛,胸满咳逆癫痫奔。

16. 中 庭

【定　位】 在胸部,当前正中线上,平第五肋间,即胸剑结合部(图3-90)。

【主　治】 咳嗽,胸腔胀满,噎嗝,呕吐,小儿吐乳,消化不良,心痛,贲门痉挛。

【刺灸法】 ①平刺0.3~0.5寸。②可灸。

【助学歌诀】 胸骨中线中庭,第五肋间相平,
　　　　　　胸胁胀满呕吐,梅核小儿吐乳。

17. 膻 中

【定　位】　在胸部,当前正中线上,平第四肋间,两乳头连线的中点(图3-90)。

【主　治】　胸痹心痛,咳嗽,气喘,噎嗝,心悸,心烦,妇女少乳,乳痈,肺痈咯唾脓血,支气管炎,支气管哮喘,肺炎,心绞痛,肋间神经痛,食管炎,乳腺炎。

【刺灸法】　①平刺0.5～1.0寸。②可灸。

【助学歌诀】　咳嗽气喘用膻中,胸痹心悸及心痛,
　　　　　　少乳噎嗝兼呕吐,八会气会心包募。

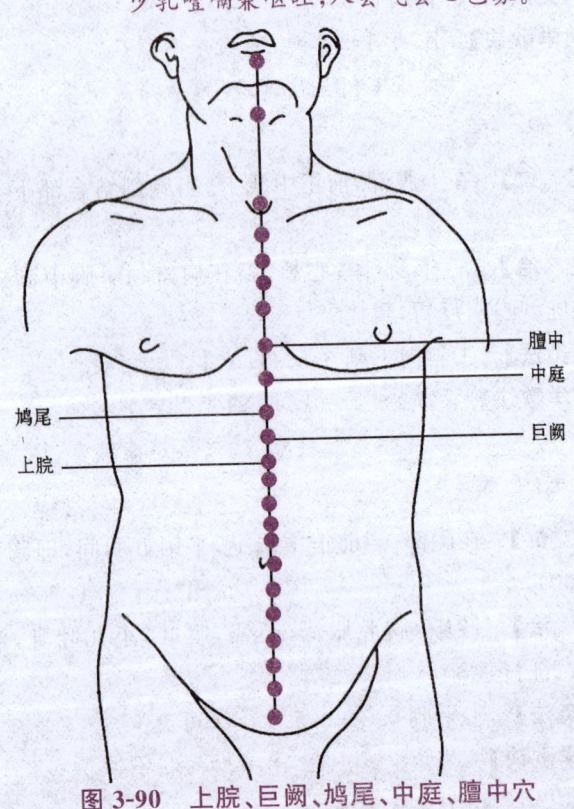

图3-90　上脘、巨阙、鸠尾、中庭、膻中穴

18. 玉 堂

【定　位】　在胸部,当前正中线上,平第三肋间(图3-91)。

【主　治】　咳嗽,气短,喘息,呕吐,喉痹咽肿,呕吐寒痰,两乳肿痛。

【刺灸法】　①平刺0.5~1.0寸。②可灸。

【助学歌诀】　玉堂第三肋间,位居胸骨中线,
　　　　　　　呕吐胸闷胸疼,支气管炎哮喘。

19. 紫 宫

【定　位】　在胸部,当前正中线上,平第二肋间(图3-91)。

【主　治】　咳嗽,气喘,胸胁支满,喉痹,胸痛,吐血,呕吐,饮食不下。

【刺灸法】　①平刺0.5~1.0寸。②可灸。

【助学歌诀】　二肋间紫宫,位居胸骨中,
　　　　　　　气管炎哮喘,胸闷与胸痛。

20. 华 盖

【定　位】　在胸部,当前正中线上,平第一肋间(图3-91)。

【主　治】　咳嗽,气喘,胸痛,胁肋痛,咽肿,喉痹。

【刺灸法】　①平刺0.5~1.0寸。②可灸。

【助学歌诀】　华盖胸骨中线,相平第一肋间,
　　　　　　　胸胁满痛咳逆,咽喉肿痛哮喘。

21. 璇 玑

【定　位】　在胸部,当前正中线上,天突下1寸(图3-91)。

【主　治】　咳嗽,气喘,胸满痛,咽喉肿痛,胃中有积。

【刺灸法】　①平刺0.3~0.5寸。②可灸。

【助学歌诀】　璇玑胸骨中线行,第一肋骨上缘平,
　　　　　　　支气管炎咳哮喘,咽喉肿痛胸胁疼。

22. 天　突

【定　位】在颈部，当前正中线上，胸骨上窝中央(图3-91)。

【主　治】咳嗽，哮喘，咯吐脓血，胸中气逆，噎嗝，梅核气，瘿气，咽喉肿痛，舌下急，失声，咽喉炎，扁桃体炎，声带麻痹，失语症，支气管炎，支气管哮喘，支气管扩张，肺炎，食管炎，膈肌痉挛，神经性呕吐，急性胃肠炎等，甲状腺肿大。

【刺灸法】①先直刺0.2～0.3寸，然后沿胸骨柄后缘，气管前缘缓慢向下刺入0.5～1.0寸。②可灸。

【助学歌诀】天突胸痛咳嗽喘，暴喑噎嗝痛喉咽，
　　　　　　勿深瘿气梅核气，任与阴维交会连。

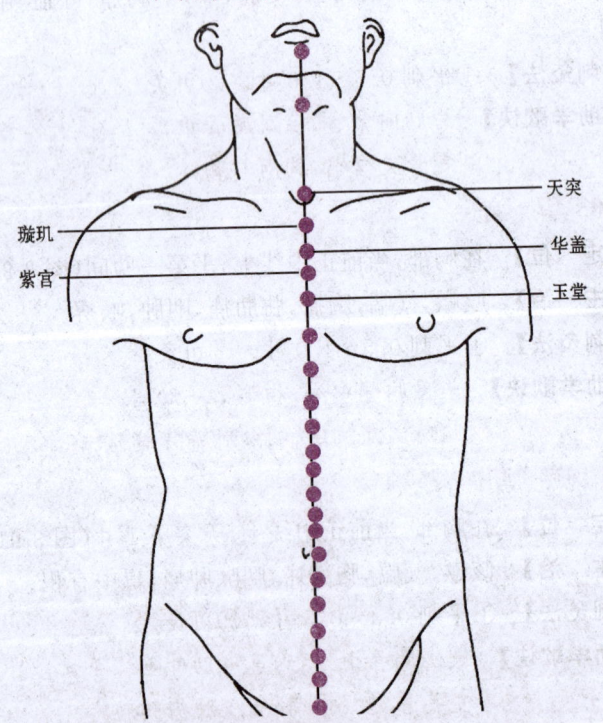

图3-91　玉堂、紫宫、华盖、璇玑、天突穴

23. 廉 泉

【定 位】 在颈部,当前正中线上,喉结上方,舌骨上缘凹陷处(图 3-92)。

【主 治】 舌下肿痛,舌根急缩,舌纵涎出,舌强,口舌生疮,失声,咽喉肿痛,聋哑,咳嗽,气喘,舌肌麻痹,咽炎,舌炎,喉炎,扁桃体炎,聋哑,中风失语,声带麻痹,舌根部肌肉萎缩,气管炎,支气管哮喘。

【刺灸法】 ①向舌根方向直刺 0.5～1.0 寸,不留针。②可灸。

【助学歌诀】 舌强不语用廉泉,舌下肿痛缓流涎,
阴维任脉交会穴,暴喑吞咽有困难。

24. 承 浆

【定 位】 在面部,当颏唇沟的正中凹陷处(图 3-92)。

【主 治】 中风昏迷,癫痫,口眼㖞斜,唇紧,面肿,齿痛,龈肿,流涎,口舌生疮,失声不言,面神经麻痹,失语,脑血管病后遗症,牙龈炎,口腔溃疡,糖尿病,小儿遗尿。

【刺灸法】 ①斜刺 0.3～0.5 寸。②可灸。

【助学歌诀】 齿龈肿痛刺承浆,口眼㖞斜并癫狂,
足阳明任交会穴,流涎暴喑不用慌。

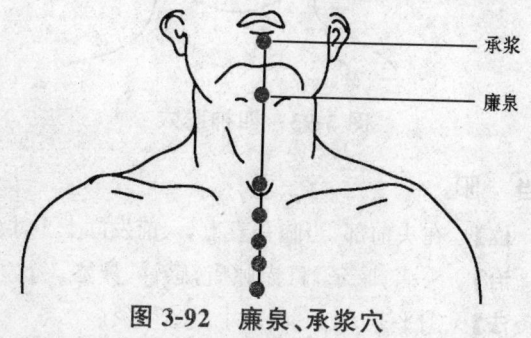

图 3-92 廉泉、承浆穴

二、经外奇穴

（一）头颈部经外穴

1. 四神聪

【定　位】在头顶部,当百会穴前后左右各1寸,共4穴(图3-93)。

【主　治】头痛,眩晕,失眠,健忘,癫痫,偏瘫,脑积水,大脑发育不全。

【刺灸法】①平刺0.5～0.8寸。②可灸。

【助学歌诀】四神聪穴头顶居,百会四面一寸许,
　　　　　　头痛眩晕中风瘫,神衰癫痫癫狂疾。

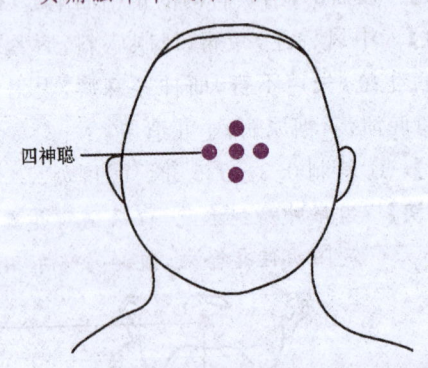

图3-93　四神聪穴

2. 当　阳

【定　位】在头前部,当瞳孔直上,入前发际上1寸(图3-94)。

【主　治】头痛,眩晕,目赤肿痛,感冒,鼻塞。

【刺灸法】①平刺0.3～0.5寸。②可灸。

【助学歌诀】 四神聪穴头顶居,百会四面一寸许,
　　　　　　头痛眩晕中风瘫,神衰癫痫癫狂疾。

3. 印　堂

【定　位】 在额部,当两眉头之中间(图 3-94)。

【主　治】 头痛,头晕,鼻渊,鼻衄,目赤肿痛,呕吐,产妇血晕,子痫,急、慢惊风,不寐,颜面疔疮,三叉神经痛。

【刺灸法】 ①提捏局部皮肤,向下平刺 0.3～0.5 寸。②或用三棱针点刺出血。③可灸。

【助学歌诀】 印堂两眉之间,头痛眩晕鼻炎,
　　　　　　神经衰弱眼病,小儿惊风癫痫。

4. 鱼　腰

【定　位】 在额部,瞳孔直上,眉毛中(图 3-94)。

【主　治】 目赤肿痛,目翳,眼睑瞤动,眼睑下垂,眶上神经痛。

【刺灸法】 ①平刺 0.3～0.5 寸。②斜刺 0.3～0.5 寸。③禁灸。

【助学歌诀】 双眼平视取鱼腰,瞳孔直上眉相交,
　　　　　　面瘫三叉神经痛,前额疼痛眼病疗。

5. 球　后

【定　位】 眼眶内,当眶下缘外 1/4 与内 3/4 交界处(图 3-94)。

【主　治】 目赤肿痛,视物不清,雀目,青盲。

【刺灸法】 轻推眼球向上并使其固定,针沿眶下缘由外下向内上缓慢直刺 0.5～1.0 寸,不提插捻转;不灸。

【助学歌诀】 眶下缘上球后居,内四三交外四一,
　　　　　　视网膜炎视萎缩,近视青光结膜疾。

6. 上迎香

【定　位】 在面部,当鼻翼软骨与鼻甲的交界处,近鼻唇沟上端处(图 3-94)。

【主　治】　头痛,鼻塞,鼻息肉,鼻炎,迎风流泪,面瘫。

【刺灸法】　①向内上方斜刺0.3～0.5寸。②可灸。

【助学歌诀】　上迎香穴鼻背居,鼻骨下凹沟上取,
　　　　　　主治鼻炎鼻窦炎,作风头痛火眼疾。

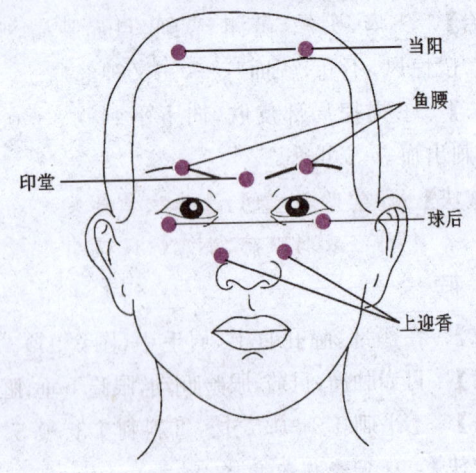

图3-94　当阳、印堂、鱼腰、球后、上迎香穴

7. 太　阳

【定　位】　在颞部,当眉梢与目外眦之间,向后约1横指的凹陷处(图3-95)。

【主　治】　头痛,目赤肿痛,眼病,目眩,目翳,口眼㖞斜。

【刺灸法】　①直刺0.3～0.5寸。②斜刺0.3～0.5寸,或点刺出血。③禁灸。

【助学歌诀】　眉梢外眦中点,向后一寸凹陷,
　　　　　　太阳主治头痛,眼疾牙痛面瘫。

8. 耳　尖

【定　位】　在耳郭的上方,当折耳向前,耳郭上方的尖端处(图3-95)。

【主　治】　头痛,目赤肿痛,角膜炎,结膜炎,咽喉肿痛。
【刺灸法】　①直刺 0.1～0.2 寸,或点刺出血。②可灸。
【助学歌诀】　耳尖穴居耳上边,耳廓上缘最高点,
　　　　　　目赤肿痛及目翳,高热头痛结膜炎。

9. 翳　明

【定　位】　在项部,当翳风后 1 寸(图 3-95)。
【主　治】　近视,远视,雀目,青盲,视物不清,头痛,眩晕,失眠,癔症。
【刺灸法】　①直刺 0.5～1.0 寸。②可灸。
【助学歌诀】　翳风后一取翳明,远视近视夜盲症,
　　　　　　青光眼与白内障,耳鸣萎缩视神经,
　　　　　　头痛眩晕与失眠,腮腺炎与精神病。

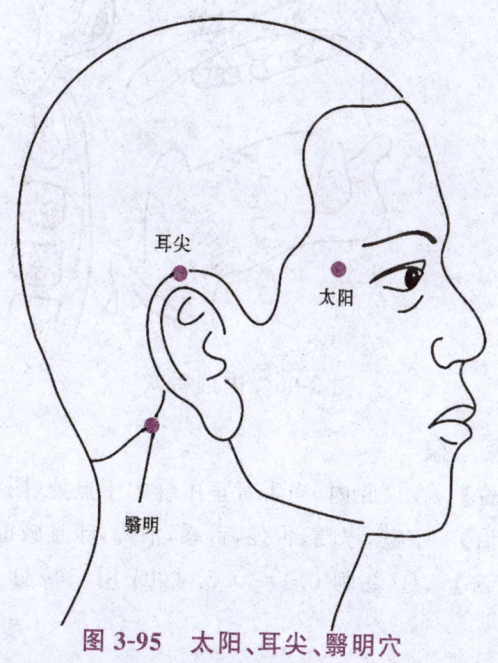

图 3-95　太阳、耳尖、翳明穴

10. 内迎香

【定　位】　在鼻孔内,当鼻翼软骨与鼻甲交界的黏膜处(图3-96)。

【主　治】　目赤肿痛,鼻塞,鼻炎,咽喉肿痛,热病,中暑。

【刺灸法】　①三棱针点刺出血。②出血体质者和高血压患者禁用。

【助学歌诀】　内迎香穴鼻孔居,孔内后上黏膜取,
　　　　　　　目赤肿痛鼻炎塞,发热咽痛头痛剧。

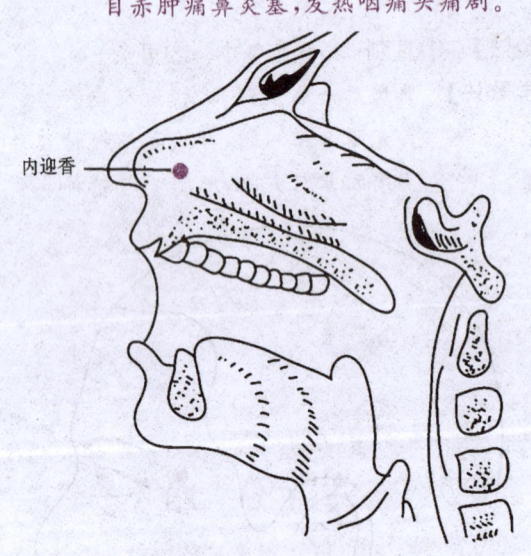

图3-96　内迎香穴

11. 聚　泉

【定　位】　在口腔内,当舌背正中缝的中点处(图3-97)。

【主　治】　咳嗽,哮喘,舌强,舌缓,消渴,味觉减退。

【刺灸法】　①直刺0.1～0.2寸,或用三棱针点刺出血。②不灸。

【助学歌诀】 舌背上聚泉,正中缝中点,
　　　　　　舌强舌麻痹,消渴咳嗽喘。

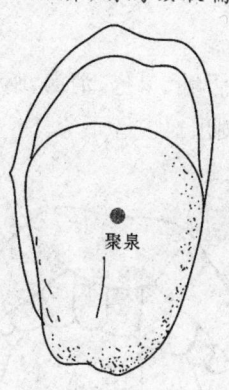

图 3-97　聚泉穴

12. 海　泉

【定　位】　在口腔内,当舌下系带中点处(图3-98)。

【主　治】　舌强,舌缓,舌肿,消渴,呕吐,呃逆,咽喉肿痛,腹泻。

【刺灸法】　①用圆利针或细三棱针点刺出血。②不灸。

【助学歌诀】 海泉舌底居,系带中点取,
　　　　　　消渴舌肿痛,吐泻及喉闭。

13. 金　津

【定　位】　在口腔内,在舌系带左侧舌下神经伴行静脉可见部分的中点处(图3-98)。

【主　治】　舌强,舌肿,口疮,消渴,呕吐,咽喉肿痛,失声。

【刺灸法】　①点刺出血。②不灸。

【助学歌诀】 金津玉液舌下存,系带两旁静脉寻,
　　　　　　左为金津右玉液,口疮舌肿与失音,
　　　　　　呕吐腹泻消渴喉,速刺出血三棱针。

14. 玉 液

【定　位】　于舌面下，舌系带右侧之静脉上取穴。左称金津，右称玉液（图3-98）。

【主　治】　舌强，舌肿，口疮，消渴，呕吐，咽喉肿痛，失声。

【刺灸法】　①点刺出血。②不灸。

【助学歌诀】　见"金津"。

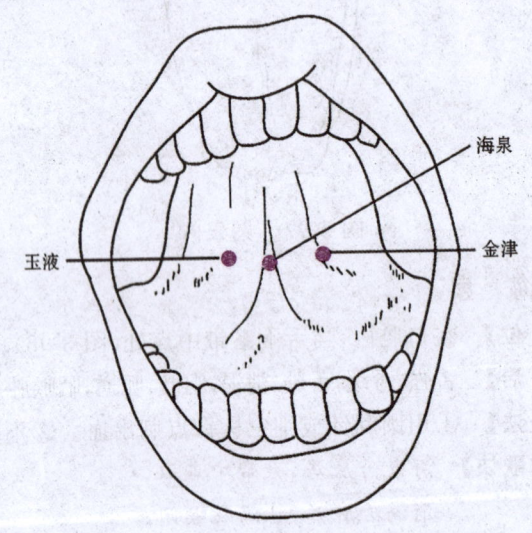

图3-98　海泉、金津、玉液穴

15. 颈百劳

【定　位】　在颈部，当大椎直上2寸，后正中线旁开1寸（图3-99）。

【主　治】　颈项强痛，骨蒸潮热，盗汗，自汗，咳喘，哮喘，瘰疬。

【刺灸法】　①直刺0.5～1.0寸。②可灸。

【助学歌诀】　大椎上二旁开一，百劳治疗咳喘气，骨蒸潮热自汗出,落枕盗汗与瘰疬。

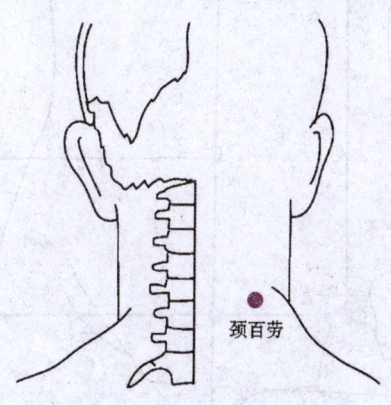

图3-99 颈百劳穴

(二)胸腹部经外穴

子 宫

【定位】 在下腹部,当脐中下4寸,中极旁开3寸(图3-100)。

【主治】 阴挺,月经不调,痛经,崩漏,不孕症,腰痛,疝气。

【刺灸法】 ①直刺0.8~1.2寸。②可灸。

【助学歌诀】 子宫穴居于下腹,中极旁开三寸处,
　　　　　　阴挺痛经不调经,盆附膀炎不孕症。

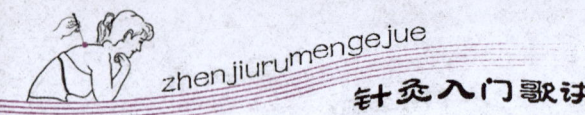

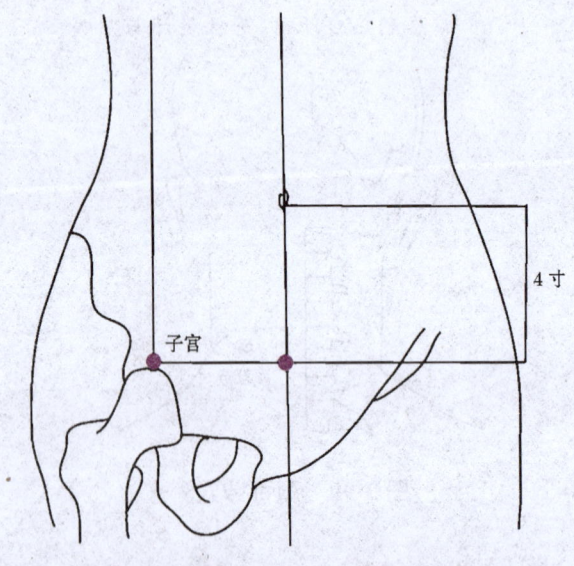

图 3-100 子宫穴

(三)背腰部经外穴

1. 定 喘

【定 位】 在背部,在第七颈椎棘突下,旁开 0.5 寸(图 3-101)。

【主 治】 哮喘,咳嗽,落枕,肩背痛,肩周炎,上肢疼痛不举。

【刺灸法】 ①直刺或向内斜刺 0.5~1.0 寸。②可灸。

【助学歌诀】 定喘位于背上部,七颈椎旁寸至五,
哮喘咳嗽及落枕,支气管炎荨麻疹。

2. 夹 脊

【定 位】 在背腰部,当第一胸椎至第五腰椎棘突下两侧,后正中线旁开 0.5 寸,左右各 17 个穴(图 3-101)。

【主　治】　上胸部穴位治心肺及上肢病,下胸部穴位治胃肠病,腰部穴位治腰腹及下肢病。

【刺灸法】　①直刺0.3~0.5寸,或用皮肤针叩刺。②可灸。

【助学歌诀】　夹脊位居腰背,一胸至五腰椎,
　　　　　　　棘突旁开五分,一侧十七穴位,
　　　　　　　夹脊一平胸一,以下以此类推,
　　　　　　　咳嗽喘鸣胸痛,结核麻痹腰背。

3. 胃脘下俞

【定　位】　在背部,当第八胸椎棘突下,旁开1.5寸(图3-101)。

【主　治】　胃痛,胁痛,胰腺炎,消渴,咽干。

【刺灸法】　①斜刺0.3~0.5寸。②可灸。

【助学歌诀】　八九胸椎棘突间,旁开半寸寻胃管,
　　　　　　　消渴胸胁疼痛咳,腹痛呃逆咽喉干。

4. 痞根

【定　位】　在腰部,当第一腰椎棘突下,旁开3.5寸(图3-101)。

【主　治】　痞块,腰痛,胃痛,呕吐,腹痛,便血,腓肠肌痉挛。

【刺灸法】　①直刺0.5~1.0寸。②可灸。

【助学歌诀】　一二腰突间,旁开三寸半,
　　　　　　　痞块胃腰痛,肾下垂脾肝。

5. 下极俞

【定　位】　在腰部,当后正中线上,第三腰椎棘突下凹陷处(图3-101)。

【主　治】　腰痛,腹痛,腹泻,小便不利,遗尿,下肢酸痛。

【刺灸法】　①直刺0.5~1.0寸。②可灸。

【助学歌诀】　下极俞穴正中居,第三腰椎棘下取,
　　　　　　　腹痛腰痛与泄泻,膀胱肠炎与尿遗。

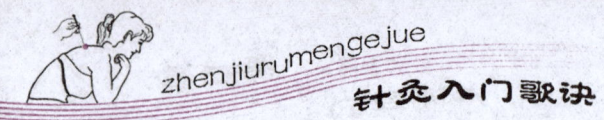

6. 十七椎下

【定　位】　在腰部，当后正中线上，第五腰椎棘突下(图3-101)。

【主　治】　腰腿痛，下肢瘫痪，崩漏，月经不调，痛经。

【刺灸法】　①直刺0.5～1.0寸。②可灸。

【助学歌诀】　十七椎下应其名，主治下瘫腰腿疼，
痛经崩漏经不调，肛门疾患骨神痛。

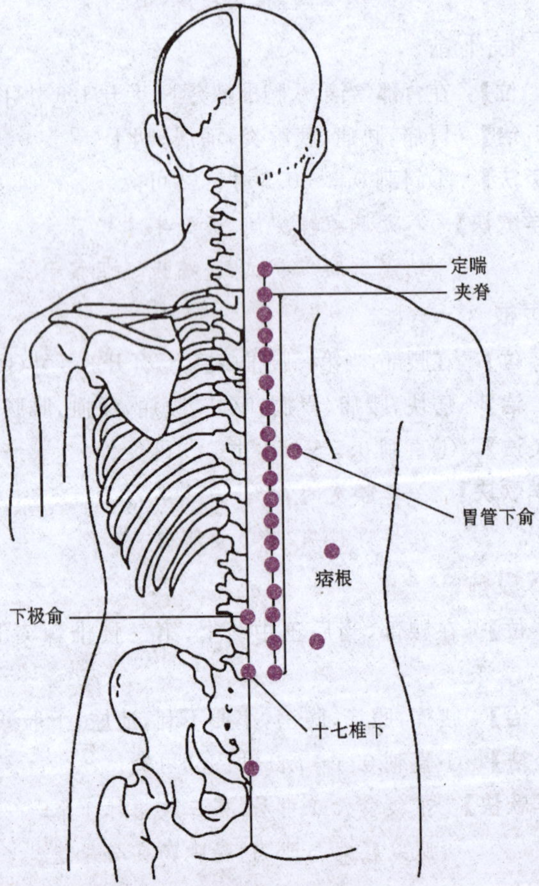

图3-101　定喘、夹脊、胃管下俞、痞根、下极俞、十七椎下穴

7. 腰 奇

【定　位】　在骶部,当尾骨端直上2寸,骶角之间凹陷中(图3-102)。

【主　治】　癫痫,头痛,失眠,便秘。

【刺灸法】　①向上平刺0.5～1.0寸。②可灸。

【助学歌诀】　腰奇骶尾关节凹,尾尖直上二寸高,
　　　　　　主治癫痫兼头痛,失眠便秘亦可疗。

8. 腰 眼

【定　位】　在腰部,当第四腰椎棘突下,旁开约3.5寸凹陷中(图3-102)。

【主　治】　腰痛,月经不调,带下,尿路感染,肾下垂,睾丸炎,腰肌劳损及软组织损伤。

【刺灸法】　①直刺0.5～1.0寸。②可灸。

【助学歌诀】　腰眼三腰棘突边,旁开三四寸凹陷,
　　　　　　腰肌劳损扭挫伤,肾下垂及妇科患。

9. 腰 宜

【定　位】　第四腰椎棘突下,旁开3寸(图3-102)。

【主　治】　妇女血崩,腰痛。

【刺灸法】　①直刺0.8～1.2寸。②可灸。

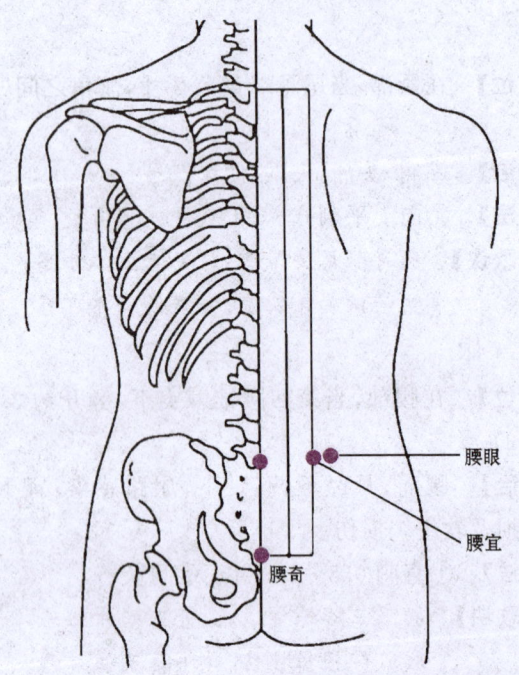

图 3-102 腰奇、腰眼、腰宜穴

(四)上肢部经外穴

1. 肘 尖

【定 位】 在肘后部,屈肘,当尺骨鹰嘴的尖端(图 3-103)。

【主 治】 瘰疬,痈疽,疔疮,霍乱。

【刺灸法】 可灸。

【助学歌诀】 肘尖肘部骨尖,尺骨鹰嘴尖端,
淋巴结核痈疽,肠痈疔疮霍乱。

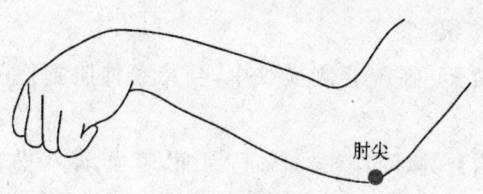

图 3-103　肘尖穴

2. 二　白

【定　位】　在前臂掌侧,腕横纹上 4 寸,桡侧腕屈肌腱的两侧,左右 2 个穴(图 3-104)。

【主　治】　痔疮,脱肛,前臂痛,胸胁痛。

【刺灸法】　①直刺 0.5～1.0 寸。②可灸。

【助学歌诀】　二白前臂掌面寻,腕纹中点上四寸,
　　　　　　桡腕屈肌尺桡侧,胸痛痔疮前臂神。

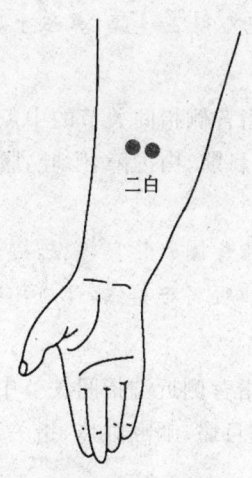

图 3-104　二白穴

3. 中 泉

【定 位】 在腕背侧横纹中,当指总伸肌腱桡侧的凹陷处(图 3-105)。

【主 治】 胸闷,咳喘,心痛,胃痛,呕血,掌中热,胃气上逆,腹中气痛。

【刺灸法】 ①直刺 0.3～0.5 寸。②可灸。

【助学歌诀】 中泉奇穴腕背找,阳池阳溪中间凹,
　　　　　　胸胁胀闷咳嗽喘,胃痛心痛腹胀疗。

4. 中 魁

【定 位】 在中指背侧近侧指间关节的中点处(图 3-105)。

【主 治】 噎膈,反胃,呕吐,牙痛,鼻衄,白癜风。

【刺灸法】 ①直刺 0.2～0.3 寸。②可灸。

【助学歌诀】 中魁中指背侧应,近端关节横纹中,
　　　　　　主治呕吐及噎膈,鼻衄牙痛白癜风。

5. 大骨空

【定 位】 在拇指背侧指间关节的中点处(图 3-105)。

【主 治】 目痛,目翳,白内障,呕吐,腹泻,鼻衄。

【刺灸法】 可灸。

【助学歌诀】 拇指背侧大骨空,穴居指节横纹中,
　　　　　　呕吐腹泻与鼻衄,目痛目翳眼科病。

6. 小骨空

【定 位】 在小指背侧近端指间关节中点处(图 3-105)。

【主 治】 目痛,目翳,咽喉肿痛,指关节痛。

【刺灸法】 可灸。

【助学歌诀】 小指背侧小骨空,近指关节横纹中,
　　　　　　指关节痛及喉痛,目生翳膜眼红肿。

第三章 人体经穴

7. 腰痛点

【定　位】　在手背侧,当第二、三掌骨及第四、五掌骨之间,当腕横纹与掌指关节中点处,左右各2个穴,左穴也称为精灵,右穴称为威灵(图3-105)。

【主　治】　急性腰扭伤。

【刺灸法】　①直刺0.5～0.8寸。②可灸。

【助学歌诀】　威灵二三掌骨间,二伸肌腱桡侧点,
　　　　　　精灵四五掌骨间,四伸肌腱尺凹陷,
　　　　　　腕纹小头连线中,急腰扭伤腕关炎,
　　　　　　头痛目眩耳鸣猝,手背红肿痰气喘。

8. 外劳宫

【定　位】　在手背侧,第二、三掌骨之间,掌指关节后0.5寸(图3-105)。

【主　治】　落枕,颈椎病,手背肿痛,手指麻木,手指屈伸不利,消化不良。

【刺灸法】　①直刺0.5～0.8寸。②可灸。

【助学歌诀】　外劳宫穴对掌心,手背二三掌间寻,
　　　　　　指掌关节五分后,手指麻木不能伸,
　　　　　　小儿脐风消不良,颈综合征及落枕。

9. 八邪

【定　位】　在手背侧,微握拳,第一至第五指间,指蹼缘后方赤白肉际处,左右各4个穴(图3-105)。

【主　治】　手背肿痛,手指麻木,头项强痛,咽痛,牙痛,目痛,烦热。

【刺灸法】　①向上斜刺0.5～0.8寸,或点刺出血。②可灸。

【助学歌诀】　手背指缝取八邪,左右各四共八穴,
　　　　　　手背关节红麻肿,毒蛇咬伤刺出血。

197

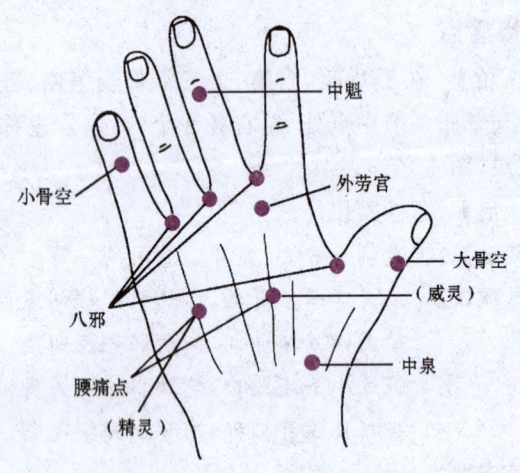

图 3-105　中泉、中魁、大骨空、小骨空、腰痛点、外劳宫、八邪穴

10. 四　缝

【定　位】　在第二至五指掌侧,近端指间关节的中点,当横纹中点(图 3-106)。

【主　治】　小儿疳积,消化不良,百日咳,小儿腹泻,咳喘,蛔虫症。

【刺灸法】　点刺 0.1~0.2 寸,挤出少量黄白色透明样黏液或出血。

【助学歌诀】　四缝第一关节横,示中环中掌面生,
　　　　　　　小儿疳疾消不良,腹泻胆道蛔虫症。

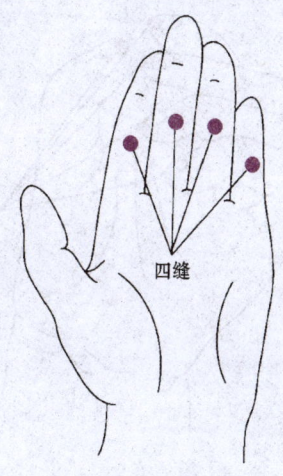

图 3-106　四缝穴

11. 十　宣

【定　位】　在手十指尖端,距指甲游离缘 0.1 寸,左右共 10 穴(图 3-107)。

【主　治】　昏迷,癫痫,中暑,热病,小儿惊风,咽喉肿痛,指端麻木。

【刺灸法】　直刺 0.1～0.2 寸,或点刺出血。

【助学歌诀】　十指头上取十宣,距指甲缘一分边,
　　　　　　　高热惊厥晕厥癔,昏迷休克中暑痫。

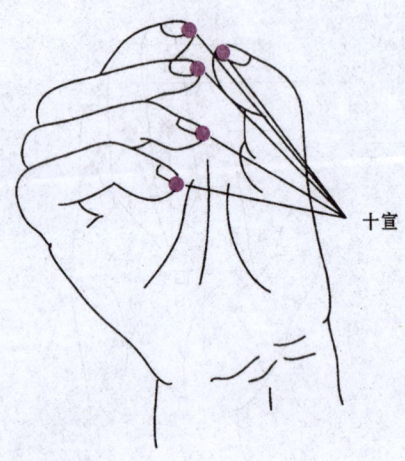

图 3-107　十宣穴

(五)下肢部经外穴

1. 髋骨

【定　位】　在大腿前面下部,当梁丘穴两旁各 1.5 寸,左右腿各 2 个穴(图 3-108)。

【主　治】　下肢痿痹,鹤膝风,腿痛,风湿性关节炎。

【刺灸法】　①直刺 0.5～1.0 寸。②可灸。

【助学歌诀】　髋骨膝盖骨上边,梁丘外开一寸点,
　　　　　　主治双膝关节炎,寒湿痹证下肢瘫。

2. 鹤顶

【定　位】　在膝上部,髌底的中点上方凹陷处(图 3-108)。

【主　治】　膝关节痛,腿足无力,鹤膝风,脚气。

【刺灸法】　①直刺 0.5～1.0 寸。②可灸。

【助学歌诀】　鹤顶位于膝前面,髌骨上缘上凹陷,
　　　　　　膝部酸痛关节炎,下肢无力下肢瘫。

3. 内膝眼

【定　位】　屈膝,在髌韧带内侧凹陷处(图3-108)。

【主　治】　膝关节痛,腿痛,鹤膝风。

【刺灸法】　①向膝中斜刺0.5～1.0寸。②可灸。

【助学歌诀】　见"膝眼"。

4. 膝　眼

【定　位】　屈膝,在髌韧带两侧凹陷处,在内侧的称内膝眼,在外侧的称外膝眼(图3-108)。

【主　治】　膝关节痛,腿痛,鹤膝风,脚气,无力。

【刺灸法】　①向膝中斜刺0.5～1.0寸,或透刺对侧膝眼。②可灸。

【助学歌诀】　髌下两旁取膝眼,髌带两侧之凹陷,
　　　　　　　腿脚肿痛膝髌痛,下肢麻痹脚气患。

5. 阑　尾

【定　位】　在小腿前侧上部,当犊鼻下5寸,胫骨前嵴旁开1横指,足三里下2寸处(图3-108)。

【主　治】　阑尾炎,消化不良,下肢痿痹,胃脘痛。

【刺灸法】　①直刺0.5～1.0寸。②可灸。

【助学歌诀】　阑尾穴居三里下,三里巨虚之间压,
　　　　　　　急慢阑尾胃脘痛,下肢痿痹不消化。

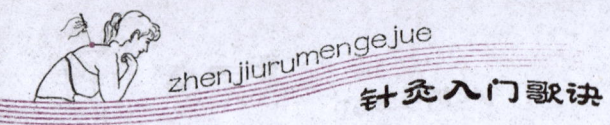

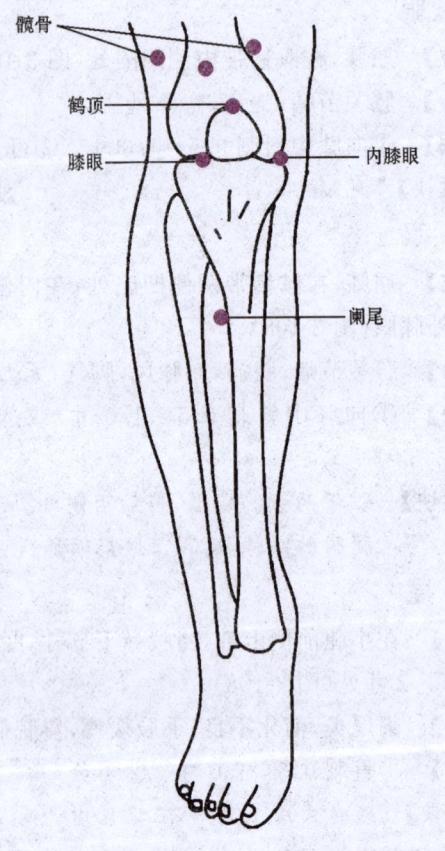

图 3-108 髌骨、鹤顶、内膝眼、膝眼、阑尾穴

6. 百虫窝

【定　位】 屈膝,在大腿内侧,髌底内侧上 3 寸,即血海上 1 寸(图 3-109)。

【主　治】 皮肤瘙痒,风疹,湿疹,下部生疮,蛔虫症,皮肤瘙痒。

【刺灸法】 ①直刺 0.5～0.8 寸。②可灸。

【助学歌诀】 血海上一百虫窝,髌内角上三寸多,
皮肤瘙痒风疹块,下部生疮蛔虫祸。

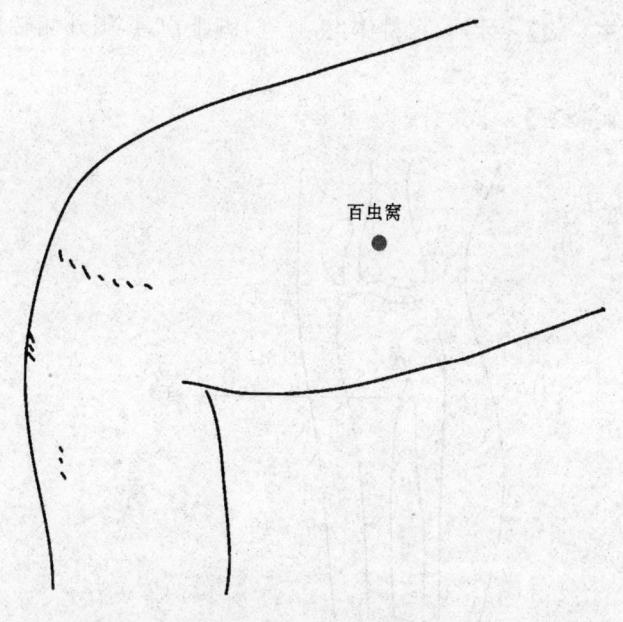

图 3-109　百虫窝穴

7. 胆　囊

【定　位】　在小腿外侧上部,当腓骨小头前下方凹陷处(阳陵泉)直下 2 寸(图 3-110)。

【主　治】　胆囊炎,胆石症,胆管蛔虫症,胆绞痛,肋痛,下肢痿痹。

【刺灸法】　①直刺 0.5～2.0 寸。②可灸。

【助学歌诀】 胆囊小腿前外边,阳陵泉下二寸点,
下肢麻痹与耳聋,胆道蛔虫胆感染。

8. 外踝尖

【定 位】 在足外侧面,外踝的凸起处(图3-110)。

【主 治】 牙痛,扁桃体炎,脚气,脚趾拘急,腿外侧转筋,小便不利。

【刺灸法】 ①禁针。②可灸。

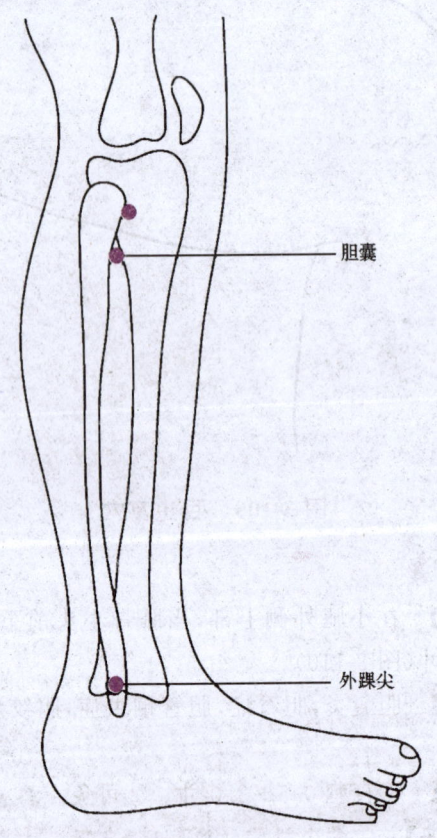

图3-110 胆囊、外踝尖穴

9. 内踝尖

【定　位】　在足内侧面,内踝的凸起处(图 3-111)。

【主　治】　牙痛,咽喉肿痛,霍乱,转筋。

【刺灸法】　①禁针。②可灸。

10. 八　风

【定　位】　在足背侧,第一至五趾间,趾蹼缘后方赤白肉际处,左右各 4 个穴(图 3-111)。

【主　治】　毒蛇咬伤,足背肿痛,趾痛,足趾麻木,脚气。

【刺灸法】　①斜刺 0.3~0.8 寸,或点刺出血。②可灸。

【助学歌诀】　八风足背趾缝居,左右各四八穴齐,
　　　　　　　足跗肿痛经不调,足趾青紫脚无力,
　　　　　　　毒蛇咬伤刺出血,头痛牙痛与疟疾。

11. 气　端

【定　位】　在足十趾尖端,距趾甲游离缘 0.1 寸,每侧 5 个点。(图 3-111)。

【主　治】　足趾麻木,足背肿痛,中风急救。

【刺灸法】　①直刺 0.1~0.2 寸,或点刺出血。②可灸。

【助学歌诀】　气端穴居足十趾,尖端距甲五分至,
　　　　　　　足背红肿足趾麻,中风急救脚气治。

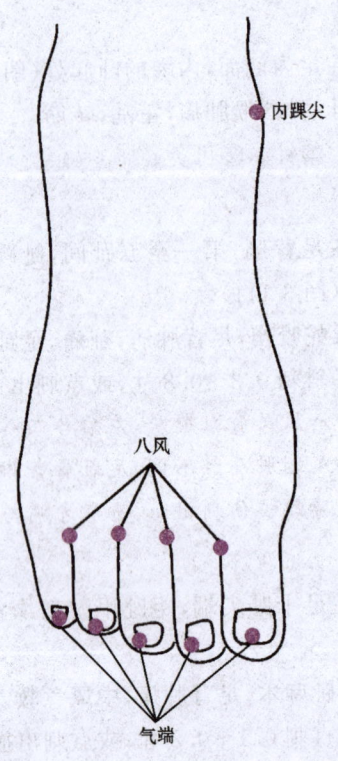

图 3-111 内踝尖、八风、气端穴

12. 独 阴

【定　位】 在足第二趾的跖侧远侧趾间关节的中点,横纹中取之。(图 3-112)。

【主　治】 心痛,胸胁痛,呕吐,死胎,滞产,月经不调,疝气。

【刺灸法】 ①直刺 0.1~0.2 寸,或点刺出血。②可灸。

【助学歌诀】 独阴穴居二趾下,远端趾纹中点扎,
　　　　　　　胸胁心痛呕吐血,月经不调胞不下。

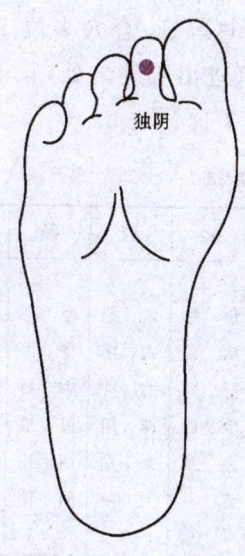

图 3-112　独阴穴

三、穴位中的特定穴

（一）五输穴

五输穴指十二经肘、膝关节以下的井、荥、输、经、合 5 个特定穴，原出自《灵枢·九针十二原》，谓"所出为井，所溜为荥，所注为输，所行为经，所入为合"。井穴多位于手足之端，似水流的源头，为经气所出之处，长于治疗神昏高热等；荥穴多位于掌指或跖趾关节远端，似水流之初聚，为经气流注之处，长于治疗热证等；输穴多位于掌指、跖趾关节的近端，似水流渐大渐深，为经气深注之处，长于治疗身重、关节痛；经穴多位于腕踝关节之上,似水流畅行无阻,为脉气正盛通行经过之处,长于治疗喘咳、寒热等证;合穴多位于肘、膝关节附近,似水流汇入江河,为经气进出脏腑之处,长于治疗脏腑疾病。十二经脉的五输穴如表3-1。

表3-1 十二经脉五输穴

	十二经	井	荥	输	经	合	备注
六阴经	肺(金)	少商	鱼际	太渊	经渠	尺泽	①井穴多用于治神昏 ②荥穴多用于治热病 ③输穴多用于治肢节酸痛 ④经穴多用于治咽喉病 ⑤合穴多用于治胃肠病 ⑥六阴经井、荥、输、经、合五行属性为:木火土金水;六阳经为:金水木火土。
	肾(水)	涌泉	然谷	太溪	复溜	阴谷	
	肝(木)	大敦	行间	太冲	中封	曲泉	
	心(火)	少冲	少府	神门	灵道	少海	
	脾(土)	隐白	大都	太白	商丘	阴陵泉	
	心包(相火)	中冲	劳宫	大陵	间使	曲泽	
六阳经	大肠(金)	商阳	二间	三间	阳溪	曲池	
	膀胱(水)	至阴	足通谷	束骨	昆仑	委中	
	胆(木)	足窍阴	侠溪	足临泣	阳辅	阳陵泉	
	小肠(火)	少泽	前谷	后溪	阳谷	小海	
	胃(土)	厉兑	内庭	陷谷	解溪	足三里	
	三焦(相火)	关冲	液门	中渚	支沟	天井	

(二)原 穴

十二经脉在腕踝附近各有一本经脏腑原气通过与留止之所,称为"十二原",即原穴。阴经的原穴与五输穴的输穴相同,阳经则别有所指。原穴具有调整五脏六腑的功能,故《难经》说:"五脏六腑之有病者,皆取其原也。"十二经脉的原穴如表3-2。

表3-2 十二经原穴

经　脉	原　穴　名　称		
手三阴经	太渊(肺)	大陵(心包)	神门(心)
手三阳经	合谷(大肠)	阳池(三焦)	腕骨(小肠)
足三阳经	冲阳(胃)	丘墟(胆)	京骨(膀胱)
足三阴经	太白(脾)	太冲(肝)	太溪(肾)

(三)络　穴

络穴是经脉别出之处,十二经脉的络穴,具有联络表里两经的作用;任、督二脉及脾之大络有调整躯干腹背胸胁部气血的作用。由于"一络通二经",故常用于治疗相表里两经之疾病。临床亦常用原络配穴。十五络穴如表3-3。

表3-3 十五络脉络穴

络　脉	络穴名称	部位与分布	备　注
手太阴肺之络 手厥阴心包之络 手少阴心之络	列　缺 内　关 通　里	腕上寸半,别走阳明 腕上2寸,别走手少阳 腕上1寸,别走手太阳	
手阳明大肠之络 手少阳三焦之络 手太阳小肠之络	偏　历 外　关 支　正	腕上3寸,别入手太阴 腕上2寸,合手厥阴 腕上5寸,内注手少阴	①络穴能沟通相表里的两经,能治表里两经的病证
足阳明胃之络 足少阳胆之络 足太阳膀胱之络	丰　隆 光　明 飞　扬	外踝上8寸,别走足太阴 外踝上5寸,别走足厥阴 外踝上7寸,别走足少阴	②络穴刺血能治疗急证
足太阴脾之络 足厥阴肝之络 足少阴肾之络	公　孙 蠡　沟 大　钟	本节后1寸,别走足阳明 内踝上5寸,别走足少阳 内踝后绕跟,别走足太阳	③鸠尾、长强、大包能治腹背、胸胁疾病
任脉之络 督脉之络 脾之大络	鸠　尾 长　强 大　包	下鸠尾,散于腹 挟膂上项,散头上 出渊腋下3寸,布胸胁	

(四)背俞穴

背俞穴是脏腑经气输注汇聚于腰背部的重要腧穴,分布于膀胱经的第一侧线上,共十二穴,主治相关脏腑及其所属官窍病。除脏腑俞穴外,督俞、膈俞、关元俞、气海俞也具有重要治疗作用。脏腑的背俞穴和募穴如表3-4。

(五)募 穴

募穴为脏腑经气聚结于胸腹之处,其分布有的在本经,有的在他经,有的为单穴,有的为双穴。其主治特点大体与背俞穴相同。临床应用常"俞募相配",正所谓"阴阳经络,气相贯通;脏腑腹背,气相通应"。十二募穴如表3-4。

表3-4 脏腑的背俞穴和募穴

脏	背俞穴	募穴	腑	背俞穴	募穴
肺	肺俞	中府	大肠	大肠俞	天枢
心包	厥阴俞	膻中	三焦	三焦俞	石门
心	心俞	巨阙	小肠	小肠俞	关元
脾	脾俞	章门	胃	胃俞	中脘
肝	肝俞	期门	胆	胆俞	日月
肾	肾俞	京门	膀胱	膀胱俞	中极

(六)八会穴

八会穴是脏、腑、气、血、筋、脉、骨、髓精气聚会之所,这些腧穴的主治特点是善治与八者相关的病证。八会穴如表3-5。

表 3-5　八会穴及属经

八　会	穴名及属经	备　注
脏　会	章门（脾经）	①八会穴理论出自《难经》 ②八会穴分布在任脉与肺、脾、膀胱、胆 5 条经脉 ③筋会、髓会穴在下肢，脉会穴在上肢，其余均在腹、背
腑　会	中脘（任脉）	
气　会	膻中（任脉）	
血　会	膈俞（膀胱经）	
筋　会	阳陵泉（胆经）	
脉　会	太渊（肺经）	
骨　会	大杼（膀胱经）	
髓　会	绝骨（阳辅，胆经）	

（七）郄　穴

郄，空隙之意。郄穴为经气深聚之处，多分布于肘、膝以下。主治特点是，阴经郄穴长于治疗血证，阳经郄穴长于治疗痛证；一般多用于本经及属络脏腑之急证。除十二经外，奇经八脉的阴维、阳维、阴跷、阳跷亦各有一郄穴。十六郄穴如表 3-6。

表 3-6　十六郄穴

经　脉	郄　穴　名　称		
手三阴经	孔最（肺）	郄门（心包）	阴郄（心）
手三阳经	温溜（大肠）	会宗（三焦）	养老（小肠）
足三阳经	梁丘（胃）	外丘（胆）	金门（膀胱）
足三阴经	地机（脾）	中都（肝）	水泉（肾）
奇经四脉	筑宾（阴维） 交信（阴跷）	阳交（阳维） 跗阳（阳跷）	

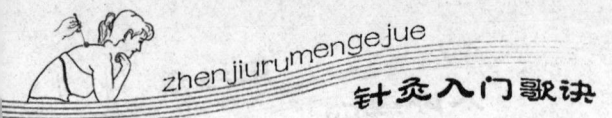

(八)下合穴

下合穴是指六腑之气下合于足三阳经的 6 个腧穴,又称六腑下合穴。

下合穴理论根据首见于《灵枢·本输》篇中"六腑皆出于足之三阳,上合于手者也"。就是说胃、大肠、小肠、胆、三焦、膀胱等六腑均居腹中,其腑气均出于足三阳经,至于大肠、小肠、三焦属于手之三阳经,只是其腑气上合于手臂(表 3-7)。

表 3-7 下合穴

六 腑	下合穴
大 肠	上巨墟
胃	足三里
小 肠	下巨墟
膀 胱	委 中
三 焦	委 阳
胆	阳陵泉

(九)八脉交会穴

八脉交会穴是奇经八脉与十二正经脉气相通的腧穴,均分布于肘、膝以下。金元时代的窦汉卿(1196—1280)善用此法,因而又称"窦氏八穴"。临床常配对应用,如公孙配内关主治心、胸、胃病证;后溪配申脉主治颈、项、肩部病证;列缺配照海主治咽喉、胸膈疾病;外关配足临泣治眼目、头侧、面颊病证等。八脉交会八穴歌(《医经小学》)谓:"公孙冲脉胃心胸,内关阴维下总同;临泣胆经连带脉,阳维目锐外关逢;后溪督脉内眦颈,申脉阳跷络亦通;

列缺任脉行肺系,阴跷照海膈喉咙。"八脉交会穴如表 3-8。

表 3-8　八脉交会穴

交会穴名	交会经脉
公　孙	足太阴脾经与冲脉之会
内　关	手厥阴心包经与阴维之会
后　溪	手太阳小肠经与督脉之会
申　脉	足太阳膀胱经与阳跷之会
列　缺	手太阴肺经与任脉之会
照　海	足少阴肾经与阴跷之会
外　关	手少阳三焦经与阳维之会
足临泣	足少阳胆经与带脉之会

（十）交会穴

两经或数经经脉相交、会合的腧穴,多位于头部、躯干部,称为"交会穴"。其基本特点为一穴同会数经,其中主要的一经即腧穴所归属的一经称为本经,相交会的经称为他经。此穴既可治疗所属经脉病证,又可治疗所交会经脉病证。

第四章 常见疾病及常见症状的治疗

一、内科疾病治疗

1. 支气管炎

风池肺俞尺泽,列缺合谷①支炎②,
风寒外关大椎,燥热三阴③太渊,
风热大椎鱼际,肝火④曲池阳泉⑤,
痰浊⑥脾俞阴陵⑦,肾不纳气定喘,
肾俞脾俞膏肓⑧,天突丰隆足三⑨。

注:①上述5穴是治疗支气管炎的基础穴;②指支气管炎;③指三阴交;④指肝火犯肺;⑤指阳陵泉;⑥指痰浊阻肺;⑦指阴陵泉;⑧指膏肓;⑨指足三里。

2. 支气管哮喘

实喘合谷与大椎,内关天突三里①推,
寒喘②风池风门列③,痰浊④肺脾⑤中中⑥穴,
虚喘膏肓肺⑦肾俞,太溪定喘及天突。

注:①指足三里;②指风寒型哮喘;③指列缺;④指痰浊犯肺哮喘;⑤指肺俞、脾俞;⑥指膻中、中脘;⑦指肺俞。

3. 肺　炎

痰热壅肺泻合谷,曲池大椎尺①肺俞,

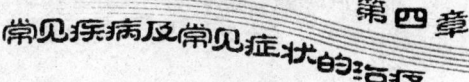

第四章 常见疾病及常见症状的治疗

痰红大陵膈②内关,高热二商③外关杼④,
气阴两虚阴⑤双太⑥,膏肓三阴⑦肺⑧肾俞,
阳气欲脱水⑨十宣,百会神阙灸可助。

注:①指尺泽;②指膈俞;③指少商、商阳;④指大杼;⑤指阴陵泉;⑥指太溪、太渊;⑦指三阴交;⑧指肺俞;⑨指水沟。

4. 急性胃炎

胃炎实证泻内关,再配中脘及足三①,
食积阻滞下脘里②,腹胀而泻天枢气③,
胃热湿困陷④合谷,曲池大椎发热主,
呕吐甚者金津液⑤,胃热嘈杂内庭泻,
脘腹剧痛阴陵⑥三⑦,腹痛而泻灸里⑧天⑧,
虚寒胃炎内关足①,中脘脾俞及胃俞,
久病体虚灸关元,胸八十二夹脊⑨添。

注:①指足三里;②指建里;③指气海;④指陷谷;⑤指金津、玉液;⑥指阴陵泉;⑦指三阴交;⑧指天枢;⑨指第八至第十二胸椎夹脊穴。

5. 慢性胃炎

慢性胃炎内关中①,足三里穴配阳陵②,
郁热阴虚加陷谷,肝胃气滞配太冲,
痰饮停聚选关元,胃俞脾俞及丰隆,
消化不良脾③下脘,痞满章门与膻中,
情志抑郁配期门,食滞解溪与内庭。

注:①指中脘;②指阳陵泉;③指脾俞。

6. 胃下垂

中气下陷气海关①,胃俞胃上中脘三②,
脾胃虚寒内关足②,中脘胃俞及脾俞,
肝气犯胃内③中脘,太冲足三②阳陵泉。

注：①指关元；②指足三里；③指内关。

7. 胃扩张

实胃扩张足三里，幽门中脘胃俞及，

食积梁门吐①内关，肝郁肝俞寒关气②，

痰湿丰隆与膻中，加刺天枢湿下利③，

虚胃扩张灸关元，章门中脘胃俞脾④。

注：①指呕吐；②寒湿者，加关元、气海；③湿热下利者加刺天枢；④指脾俞。

8. 胃及十二指肠溃疡

气滞溃疡中①内关，胃俞阳陵②与足三③，

郁热内关及内庭，合谷三三④太冲行，

虚寒溃疡内关足⑤，中脘胃俞及脾俞，

瘀血中脘内⑤公孙，肝脾胃膈⑥足⑤三阴⑦，

每次取穴二三个，交替使用日或隔⑧。

注：①指中脘；②指阳陵泉；③指足三里；④指三里及三阴交；⑤指内关；⑥指肝俞、脾俞、胃俞、膈俞；⑦指三阴交；⑧每日1次或隔日1次。

9. 胃酸过多

胃酸过多多实证，肝俞胃俞三里①中②，

寒加通谷热太冲；若逢湿浊加丰隆。

注：①指足三里；②指中脘。

10. 胃酸缺乏

胃酸缺乏虚证颇，脾俞胃俞中①三三②，

下痢关元及天枢，肝气滞者内关胆③，

食滞梁门与解溪，湿困丰隆阴陵泉。

注：①指中脘；②指三阴交及足三里；③指胆俞。

第四章 常见疾病及常见症状的治疗

11. 急性胃肠炎

急胃肠炎取内关,三里①止泻与中脘,
发热曲池及合谷,厥冷出汗②灸关元。

注:①指足三里;②指四肢厥冷出汗。

12. 急性肠炎

实证肠炎取天枢,大肠俞与中脘足①,
湿热阴陵②三阴交,金津玉液委③合谷,
寒湿梁门及章门,食积内关公孙俞④,
虚证中脘胃脾肾⑤,神阙天枢关元足①。

注:①指足三里;②指阴陵泉;③指委中;④指胃俞及脾俞;⑤指胃俞、脾俞、肾俞。

13. 慢性肠炎

慢性肠炎大肠俞,再加天枢中脘足①,
脾胃虚弱刺章门,气海脾俞与胃俞,
寒痛天枢神②中脘,脱肛长强次髎固。

注:①指足三里;②指神阙。

14. 肠痉挛

肠痉挛分实虚寒,实证合谷与行间,
足三里穴与天枢,上腹疼痛内关脘①,
少腹痛者加气海,胁痛可加阳陵泉,
食积上脘脘痞胃②,虫积地仓百虫③添,
虚寒三三④脘⑤神阙,寒邪内陷公孙元⑥,
脾胃阳虚脾⑦胃俞,痛⑧泻命门肾俞天⑨。

注:①指中脘;②食积者加上脘,脘痞者加胃俞;③指百虫窝;④指足三里及三阴交;⑤指中脘;⑥指关元;⑦指脾俞;⑧指少腹痛;⑨指天枢。

15. 慢性肝炎

慢肝脾虚①足三里,中脘至阳阴陵②脾③,
气滞阳陵④浮冲交⑤,脘腹痞胀内关蠡⑥,
肝肾阴虚肝⑦肾俞,三阴交及足三里,
胁痛行间章⑧期门,腹胀内关公孙宜,
便溏天枢与关元,畏寒神疲命门气⑨。

注:①慢性肝炎多属虚证,以脾虚及肝肾阴虚较为多见;②指阴陵泉;③指脾俞;④指阳陵泉;⑤指三阴交;⑥指蠡沟;⑦指肝俞;⑧指章门;⑨指气海。

16. 高血压

高血压病风池百①,三里②曲池透少海,
头痛眩晕加印堂,太冲肩井肝阳亢,
失眠神门与安眠,阴虚三阴交内关,
挟痰丰隆阴陵泉,双虚③肾俞心④关元。

注:①指百会;②指足三里;③指阴阳俱虚;④指心俞。

17. 低血压

治低血压刺内关,艾灸足三里关元,
可配大椎命门素①,耳针肾上②心交感。

注:①指素髎;②指肾上腺。

18. 心律失常

心律失常取厥阴①,膻中巨阙内关心②,
间使神门三阴交,阵速③中渚迷走④腰⑤,
心虚胆怯阳⑥丘墟,心血不足三⑦膈脾⑧,
阴虚火旺肾俞太⑨,心阳不振关⑩气海,
水饮内停脾三焦⑪,心血瘀阻通里少⑫,
曲泽夹脊胸四五,丰隆中脘痰内阻⑬。

注:①指厥阴俞;②指心俞;③指阵发性室上性心动过速;

第四章 常见疾病及常见症状的治疗

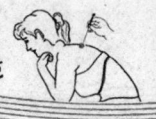

④经外奇穴,位于锁骨内侧,胸锁关节上锁骨上窝的凹陷中心处;⑤指鱼腰;⑥指阳陵泉;⑦指足三里;⑧指膈俞、脾俞;⑨指太溪;⑩指关元;⑪指脾俞、三焦俞;⑫指少海;⑬痰火内阻者,加丰隆、中脘。

19. 冠状动脉粥样硬化性心脏病

厥阴①膻中治冠心,通里内关与郄门,
血瘀膈俞气滞肝②,痰浊丰隆阴陵泉,
阴虚肾俞太渊太③,阳虚关元与气海,
心悸神门与太溪,胸闷大椎中脘宜,
心绞痛取印堂穴,神门膻中及巨阙。

注:①指厥阴俞;②指肝俞;③指太溪。

20. 风湿性心脏病

内关心俞治风心,通里神门与厥阴①,
气急膻中加定喘,胸痛巨厥阳陵泉,
尿少水肿复溜配,三阴②三焦③肾俞水④,
咳嗽肺俞列缺天⑤,肝痛肝俞阳陵泉,
腹胀气海足三里,窦速侠白间使宜,
心律不齐刺少府,内关通里神门主。

注:①指厥阴俞;②指三阴交;③指三焦俞;④指水分;⑤指天突。

21. 心脏神经官能症

心脏神官①多属虚,心俞内关神门巨②,
心血不足足三里,厥阴俞与膈俞脾③,
阴虚太溪与肾俞,太冲三阴交合谷,
心阳不足关元通④,痰火阳陵⑤中脘隆⑥,
水湿内停阴陵泉,三焦⑦三里⑧胃⑨中脘。

注:①指心脏神经官能症;②指巨阙;③指脾俞;④指通里;

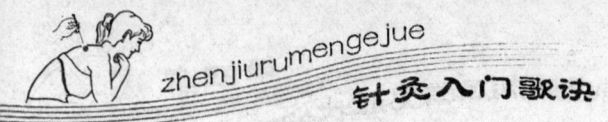

⑤指阳陵泉；⑥指丰隆；⑦指三焦俞；⑧指足三里；⑨指胃俞。

22. 无脉症

无脉取内关,尺泽与太渊,
心①肺俞大陵,血海曲②谷③添,
或取厥阴俞,灵道太溪选。

注：①指心俞；②指曲池；③指合谷。

23. 急性肾小球肾炎

急实肾炎①取合谷,曲池风池列缺足②,
风热大椎外关鱼③,风寒肺俞风门主,
风湿中脘商丘气④,咳喘膻中肺⑤水⑥突⑦。

注：①急性肾炎多为实证；②指足三里；③指鱼际；④指气海；⑤指肺俞；⑥指水分；⑦指天突。

24. 肾盂肾炎

实肾盂炎三阴交,膀胱①阴陵②间③陶道,
外关尺泽与中极,每次三四穴交替,
虚肾盂炎三阴交,脾俞肾俞关元找,
气虚④百会命门气⑤,阴虚⑥涌泉与太溪,
脾虚中脘三里⑦泉⑧,腰痛志室与腰眼,
浮肿阴陵⑧二水⑨邀,少腹胀痛归⑩水道。

注：①指膀胱俞；②指阴陵泉；③指行间；④指肾气虚；⑤指气海；⑥指肾阴虚；⑦指足三里；⑧指阴陵泉；⑨指水分、水泉；⑩指归来。

25. 慢性肾小球肾炎

慢虚肾炎①肾俞邀,二肠俞穴②三阴交,
脾虚中脘脾③水分,章门阴陵④里⑤公孙,
肾虚命门膀胱俞,复溜气海关⑥阴谷,
心悸内关郄门间⑦,纳呆中脘胃俞天⑧,

面部水肿刺人中,上肢偏历下阴陵④。

注:①慢性肾炎多为虚证;②指大肠俞及小肠俞;③指脾俞;④指阴陵泉;⑤指足三里;⑥指关元;⑦指间使;⑧指天枢。

26. 单纯性甲状腺肿

单肿①实证天容突②,天鼎风池廉泉谷③,

气滞内关阳陵泉,外关夹脊及中渚,

痰湿中脘阴陵④三⑤,心悸神门通里除,

虚证上方配膻中,百会轻刺灸艾炷⑥。

注:①指单纯性甲状腺肿;②指天突;③指合谷;④指阴陵泉;⑤指足三里;⑥二穴艾炷灸,壮数宜多,轻浅刺激。

27. 甲状腺功能亢进

甲亢实证泻合谷,间使天鼎天容突①,

足三里及三阴交,廉泉昆仑扶突邀,

火胜太冲中渚陵②,心悸大陵神③肩井,

痰湿曲池与内关,人迎膻中阴陵泉,

虚证廉泉天容突①,内关神门三④心俞,

睛明四白眼突出⑤,太阳阳白风⑥攒竹,

心悸失眠心俞肾⑦,内关太溪阴⑧神门。

注:①指天突;②指阳陵泉;③指神门;④指三阴交;⑤伴眼球突出者加睛明、四白及太阳等穴;⑥指风池;⑦指肾俞;⑧指厥阴俞。

28. 贫 血

补气养血治贫血,分组①补刺背俞穴②,

风池膏肓足三里,胆俞大椎安眠一,

大椎肾俞安眠二,合谷命门曲池宜,

膈俞胆俞及肝俞,肾俞内庭足三里,

或灸夹脊大椎关③,三三④心俞肾肝脾⑤。

221

注：①以下6组穴每日1组,交替使用;②治疗贫血以背俞穴为主;③指关元;④指足三里和三阴交;⑤指肾俞、肝俞、脾俞。

29. 三叉神经痛

　　针刺三叉神经痛,远近取穴配合用,
　　眼神经痛太冲远,阳白鱼腰攒竹选,
　　上颌神经选内庭,四白颧髎下关迎,
　　下颌神经远合谷,颊车听会承浆主,
　　风寒风池列缺治,风热外关大①曲池,
　　肝胃实热冲②内关,阴虚太溪阳陵泉。

注：①指大椎;②指太冲。

30. 中风后遗症

　　中风后遗偏瘫,百会斜刺对边①,
　　肩髃肩髎曲池,手足三里外关,
　　合谷环跳伏兔,丘墟太冲阳②悬③,
　　或用透穴④深刺,上下各选四三⑤,
　　口㖞⑥翳风地仓,四白颊车与牵⑦,
　　舌强失语哑门,金玉⑧通里上廉⑨。

注：①可先针百会,病在左,针尖向右斜刺1寸以上,病在右则向左刺;②指阳陵泉;③指悬钟;④如曲池透少海、合谷透后溪、阳陵泉透阴陵泉、悬钟透三阴交等;⑤每次上、下肢各选3～4穴,隔日1次;⑥指口眼㖞斜;⑦指牵正;⑧指金津、玉液;⑨指上廉泉。

31. 面肌痉挛

　　面肌痉挛针翳风,风池合谷及太冲①,
　　或取百会与风府,安眠后溪及合谷,
　　内关阴②阳③与行间,皮下留针三五天④。

注：①以上为治疗面肌痉挛的穴位组合之一;②指三阴交;

③指阳陵泉;④以上为治疗面肌痉挛的穴位组合之二,可采用皮内针留针3～5天的治疗方法。

32. 面神经麻痹

面瘫①风池翳②,阳白四白地③,
颊车下关谷④,头维迎⑤攒竹,
风热太冲髎⑥,风寒牵正邈,
邪胜太阳风⑦,气虚三里⑧庭⑨。

注：①指面神经麻痹；②指翳风；③指地仓；④指合谷；⑤指迎香；⑥指瞳子髎；⑦指风池；⑧指手三里；⑨指内庭。

33. 截 瘫

截瘫夹脊或背俞①,秩边环跳八髎补,
冲门委中及委阳,阳陵②三三③与伏兔。
尿潴失禁④关元次⑤,便秘白环⑥大横枢⑦。

注：①治疗截瘫可取相应节段的夹脊穴或较高的背俞穴；②指阳陵泉；③指足三里及三阴交；④指尿潴留及尿失禁；⑤指次髎；⑥指白环俞；⑦指天枢。

34. 多发性神经炎

多神经炎虚实分,虚用补灸实泻针,
曲池内关宫①阳溪,二谷②中脘钟③三里④,
手病八邪足八风,手足合病谷⑤太冲。

注：①指外劳宫；②指合谷、陷谷；③指悬钟；④指足三里；⑤指合谷。

35. 癫 痫

治疗癫痫辨病机,刺用泻法治痰郁①,
水沟神门内②丰隆,风池风府中③肝脾④,
心脾两虚平补泻,水沟百会足三里,
心脾胃俞⑤三阴交,神门间使与腰奇,

每次选取四五穴,于发作时强刺激,
风痰气逆平或泻,发作时针丰隆溪⑥,
间使神门太冲风⑦,水沟少商阳陵⑧奇⑨,
发作后刺心俞涌⑩,内关三里⑪中脘巨⑫。

注：①指痰气郁结；②指内关；③指中脘；④指肝俞、脾俞；⑤指心俞、脾俞、胃俞；⑥指后溪；⑦指风府；⑧指阳陵泉；⑨指腰奇；⑩指涌泉；⑪指足三里；⑫指巨阙。

36. 神经衰弱

神衰三里①心俞神②,内关太溪百会肾③,
肝郁期门阳陵泉,阳亢太阳合谷间④,
肝肾阴虚三阴⑤志⑥,水饮痰浊丰隆池⑦,
肾阳虚加命门关⑧,肝脾不和肝⑨中脘,
心脾两虚大椎针,头晕申脉天⑩至阴,
心悸心痛少⑪鱼际,通里公孙完⑫解溪。

注：①指足三里；②指神门；③指肾俞；④指行间；⑤指三阴交；⑥指志室；⑦指风池；⑧指关元；⑨指肝俞；⑩指天柱；⑪指少商；⑫指完骨。

37. 肋间神经痛

肋神经痛多属实,期门太冲三阴①支②,
肝气郁结内③膻中,瘀血乳根膈肝④止,
肝经失养膈⑤肝俞,心俞肺俞关元治。

注：①指三阴交；②指支沟；③指内关；④指膈俞、肝俞；⑤指膈俞。

38. 精神分裂症

精神分裂称癫狂,痰火上扰虚火旺①,
水沟百会神门宫②,间使大陵合谷冲③,
火旺曲池少商陵④,痰多中脘三里⑤隆⑥,

血虚心俞巨阙添，阴虚三阴⑦涌泉肝⑧，
狂躁不安甚风府，隐白印堂承浆主，
主穴三四配二三，虚证隔日实证天⑨，
虚证或用灸大敦，百会天窗神门间⑩。

注：①精神分裂症有痰火上扰和阴虚火旺两型；②指劳宫；③指太冲，上述穴位为治疗精神分裂症的主穴；④指阳陵泉；⑤指足三里；⑥指丰隆；⑦指三阴交；⑧指肝俞；⑨治疗时选主穴3～4个，配穴2～3个，虚证隔日针刺1次，实证每天1次；⑩指间使。

39. 癔　症

癔症水沟后溪关①，合谷太冲透涌泉，
足三里与三阴交，癔瘫②下取阳陵③跳④，
上肢后溪曲⑤肩髃，失明球后睛明取，
耳聋听会翳风添；失音天突哑⑥廉泉⑦。

注：①指内关；②指癔症性瘫痪；③指阳陵泉；④指环跳；⑤指曲池；⑥指哑门；⑦指上廉泉。

二、外科疾病治疗

1. 丹　毒

丹毒风池迎香水①，支沟合谷与大椎，
曲池委中阳陵泉，侠溪解溪足三里，
以上穴位多用泻，委中点刺出血宜。

注：①指水沟。

2. 痈　疽

痈疽足三里，合谷行间曲①，
背胛②通③委中，昆仑至阴及，
乳痈肩井期④，膻中尺泽里⑤。

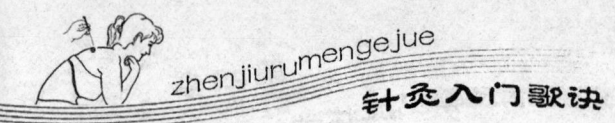

注：①指曲池；②指项背部及腘窝部痈疽；③指通谷；④指期门；⑤指足三里。

3. 瘰疬

瘰疬天井与少海，肩井翳风肺俞百①，
肝俞脾俞与膈俞，或用火针刺局部。

注：①指颈百劳。

4. 疔疮

初发疔疮可用针，脓毒败血应宜慎①，
先取曲泽委中血②，再刺灵台身柱针，
疼痛剧烈刺大敦；高热十宣大椎临，
内攻③神门曲池劳④，三里养老灸法验⑤。

注：①疔疮并发败血症时应谨慎，不宜单用针灸治疗；②点刺出血；③指疔毒内攻；④指劳宫；⑤治疗疔疮，可灸手三里及养老等穴。

5. 急性乳腺炎

急乳腺炎泻初期①，后期平补平泻宜，
肩井乳根溪②内关，尺泽期门肩③三里④，
三组⑤三里④与膻中，肩井少泽足临泣。

注：①病初期用泻法；②指后溪；③指肩井；④指足三里；⑤第三组穴位。

6. 胆石症

针胆石症取胆囊，通里期门日月阳①，
合谷肝俞足临泣，行间内关太冲宜。

注：①指阳陵泉。

7. 胆囊炎

实胆囊炎①太冲囊②，肝俞胆俞三阴③阳④，
气郄行间湿热足⑤，发热大椎曲⑥合谷，

第四章 常见疾病及常见症状的治疗

绞痛章期⑦阳陵泉,胸满膈俞与内关。

注:①针灸疗法仅适用于胆囊炎实证;②指胆囊穴;③指三阴交;④指至阳;⑤指足三里;⑥指曲池;⑦指章门、期门。

8. 胆管蛔虫症

实蛔虫症①上②中脘,合谷足三③阳陵泉,
或用迎香四白透④,日月太冲公孙丘⑤,
留针半点⑥强刺激,同时内服乌梅剂⑦。

注:①指胆管蛔虫症实证;②指上脘;③指足三里;④指迎香透四白;⑤指丘墟;⑥指30分钟;⑦指乌梅汤或乌梅丸。

9. 阑尾炎

阑尾实证施针术①,阑尾巨虚及天枢②,
发热曲池与合谷,内关大陵恶心吐,
腹胀内庭大肠俞,体质虚弱关元足③,
阑尾初期用泻法,脓已形成平泻补④。

注:①针刺治疗阑尾炎,适用于实证,不适用于虚证;②阑尾、上巨虚、天枢是治疗阑尾炎的主穴;③指足三里;④指平补平泻。

10. 急性肠梗阻

实肠梗阻属痞结①,上下巨虚关②天③泻,
便秘支沟大肠俞,呕吐加刺内关足④,
瘀结梗阻⑤平补泻,或加灸法行气血⑥,
中脘天枢足三里,阵发腹痛关元气⑦,
腹胀阴包大肠俞,血压下降大椎素⑧。

注:①实证肠梗阻属痞结型;②指关元;③指天枢;④指足三里;⑤指瘀结型肠梗阻;⑥指行气活血;⑦指气海;⑧指素髎。

11. 急性胰腺炎

急胰腺炎胰俞①选,巨虚②三里③阳陵泉,
呕吐内关痛中脘,发热曲池合谷添,

肝气郁滞太冲泉④,脾胃实热曲池陷⑤。

注:①指见经外奇穴;②指上巨虚;③指足三里;④指阳陵泉;⑤指陷谷。

12. 术后肠麻痹

术后肠麻痹,中脘足三里,

天枢内关主①,内庭商丘辅②,

或取足三里,穴注新斯的③。

注:①以上4穴为主穴;②上2穴为配穴,③穴位注射新斯的明。

13. 膀胱炎

实膀胱炎①三阴交,三里②肾俞与次髎,

中极中封曲③然谷,膀胱小肠及三焦④,

太冲太溪阴陵泉,每选三四⑤针刺疗,

虚证中极三阴交,关元血海肾⑥水道,

行间曲泉足三里,浅刺或灸补肾腰。

注:①指膀胱炎实证;②指足三里;③指曲池;④指膀胱俞、小肠俞和三焦俞;⑤每次选3~4穴;⑥指肾俞。

14. 泌尿系结石

实证结石取膀胱①,中极太冲及委阳,

肾俞阴陵与三阴②,每日一次宜留针,

虚证肾俞膀胱俞,三阴交与气海足③,

或取二俞④腹结信⑤,阳交关元阿是⑥针,

绞痛⑦发作归来中⑧,肝俞三焦⑨八髎冲⑩。

注:①指膀胱俞;②指阴陵泉与三阴交;③指足三里;④指肾俞、膀胱俞;⑤指交信;⑥指阿是穴;⑦指肾绞痛;⑧指中髎俞;⑨指三焦俞;⑩指太冲。

15. 尿潴留

实尿潴留①阴陵泉,中极三阴交关元,
或配膀胱俞水道,委阳小肠俞三焦②,
主二配二各交替③,每日两次强刺激,
膀胱阻塞三阴④极⑤,肾俞委阳三焦②气⑥,
虚证命门肾⑦中髎,气海复溜涌泉交④,
关元阴谷中极就,选三平刺或用灸⑧。

注:①指尿潴留实证;②指三焦俞;③每次选主、配穴各2个,交替使用;④指三阴交;⑤指中极;⑥指气海;⑦指肾俞;⑧每次选3穴,平补平泻刺之,也可用灸法。

16. 尿道炎

实尿道炎①泻中极,膀胱②阴陵③三交④宜,
肝火旺者加太冲,湿热归来足三里,
虚证关元三阴交,肾俞脾俞与中极,
足三里及阴陵泉,平补平泻或灸医。

注:①指尿道炎实证;②指膀胱俞;③指阴陵泉;④指三阴交。

17. 前列腺炎

实前列腺①足三里,膀胱②行间与中极,
三阴③气海阴陵泉,日针一次强刺激,
虚证会阴肾俞极④,曲泉三阴交太溪,
阴虚⑤大赫志室海⑥,下元虚惫关元气⑦。

注:①指前列腺炎实证;②指膀胱俞;③指三阴交;④指中极;⑤指肾阴虚;⑥指血海;⑦指气海。

18. 脱　肛

脱肛实证长强先,反复行针次承山①,
致使针感传肛周,天枢大肠②三里③收,
虚证长强气海针④,百会神阙⑤三里③肾⑥。

注：①脱肛实证先刺长强,反复行针,不留针,次刺承山；②指大肠俞；③指足三里；④虚证先刺长强、气海；⑤灸此2穴,再刺下面2穴；⑥指肾俞。

19. 痔　疮

　　实证痔疮承山强①,昆仑三阴交会阳,
　　或配二白太冲髎②,大肠俞及气海商③,
　　委中腰阳关复溜,主配各二交替强④,
　　久病致虚针加灸,外痔疮面灸隔姜⑤。

注：①指长强；②指次髎；③指商丘；④主、配穴各选2个,交替使用,强刺激；⑤外痔疮面用艾炷隔姜灸5~10壮。

20. 颞颌关节炎

　　颞颌关节炎,合谷阳陵泉,
　　中强刺或温①,颊车与下关。

注：①采用中强刺激或温针。

21. 颈椎病

　　颈椎①远取悬②后溪,近取大椎天③夹脊,
　　肩及上臂加肩髎,天宗条口及肩髃,
　　肘下疼痛及麻木,曲池外关手三里,
　　头痛风池及束骨；下肢④环跳秩边居⑤,
　　视物模糊加睛明,风池合谷与承泣,
　　耳聋耳鸣听宫会⑥,翳风中渚外关取,
　　眩晕风池印堂太⑦,呕吐内关足三里。

注：①指颈椎病；②指悬钟；③指天柱；④指下肢功能障碍；⑤指居髎；⑥指听会；⑦指太冲。

22. 落　枕

　　针刺落枕肩外风①,阿是外关天柱应,
　　风寒大椎后溪列②,体位不正③昆④悬钟。

第四章 常见疾病及常见症状的治疗

主配各二先刺阿⑤,继刺远穴颈活动⑥,

再刺风池颈周穴⑦,留针二三十分钟。

注:①指肩外俞及风池;②指列缺;③指因睡眠体位不正而致病者;④指昆仑;⑤治疗时主、配穴各选2个,先刺阿是穴;⑥继之刺远端穴,捻针时活动颈部;⑦指肩外俞、天柱、大椎等穴。

23. 腕关节痛

腕关节痛阳溪泉①,外关养老透内关②,

中弱刺激可留针,可加艾灸可通电③。

注:①指中泉;②外关透内关或养老透内关;③指电针疗法。

24. 足跟、足底痛

足跟足底痛,阿是穴首应,

昆仑与太溪,承山与太膝,

申脉金门肾①,温针艾条熏。

注:①指肾俞。

25. 网球肘

外上髁炎网球肘①,曲池五里三里手②,

外关合谷阿是穴,清冷渊与天井肘③,

每次选取二三穴,留针电温④隔姜灸。

注:①网球肘是肱骨外上髁炎;②指手五里、手三里;③指肘髎;④指电针和温针。

26. 肩周炎

肩周①局部取肩三②,肩髃肩髎肩井天③,

抬肩举臂臑俞上④,远端同侧曲⑤外关,

支正后溪合谷条⑥,对侧养老居远端。

注:①指肩周炎;②指肩三针;③指天鼎;④指臑上(新穴,三角肌中央);⑤指曲池;⑥指条口透承山。

231

27. 腰椎间盘突出症

椎间盘突出，腰部痛点主①，

直刺一寸深，针感传于足，

配殷门承山，留针半点出。

注：①治疗腰椎间盘突出症，以局部痛点为主穴，刺用泻法。

28. 坐骨神经痛

坐骨神经秩边环①，委中承扶与承山，

气海大肠②及殷门，阳陵③委阳悬④昆仑，

腰臀⑤腰眼肾俞次⑥，大腿后痛承⑦风市，

膝痛委阳足三里，踝痛昆仑与解溪。

注：①指环跳；②指气海俞及大肠俞；③指阳陵泉；④指悬钟；⑤指腰臀痛甚；⑥指次髎；⑦指承扶。

29. 腓肠肌痉挛

腓肠肌痉挛，承筋与承山，

京骨委中丘①，金门丘墟三②。

注：①指商丘；②指三阴交。

30. 扭　伤

扭伤近远①结合取，颈部风池悬钟溪②，

肩髃肩髎贞内陵③，肘部三里④曲池井⑤，

腕部三阳⑥及外关，腰部委中肾⑦承山，

水沟后溪与腰阳⑧，骶部大椎命门长⑨，

髋部环跳与悬钟，膝部三里⑩膝眼陵⑪，

踝部丘墟钟⑫昆仑，快进强刺大行针⑬。

注：①指近端、远端穴位；②指后溪；③指肩贞、肩内陵；④指手三里；⑤指天井；⑥指阳溪、阳池、阳谷；⑦指肾俞；⑧指腰阳关；⑨指长强；⑩指足三里；⑪指阳陵泉；⑫指悬钟；⑬快进针，强刺激，大幅度行针。

第四章 常见疾病及常见症状的治疗

31. 血栓闭塞性脉管炎

血栓闭塞脉管炎,穴取悬钟二陵泉①,
曲池解溪三阴交,或配太冲行间少②,
委中承山足三里,公孙八邪八风脊③,
进针捻转泻后补,或用电针穴位注④。

注:①指阴陵泉和阳陵泉;②指少海;③指夹脊;④穴位注射当归注射液等药物。

32. 破伤风

破伤风病发作时,四关①人中与风池,
肝俞昆仑委中椎②,高热曲池关冲委③,
口噤不开加大迎,下关颊车承④翳风,
治缓解期取四关,申脉后溪风府肝⑤,
身柱昆仑委中至,每日一次选四三⑥。

注:①指双侧合谷和太冲;②指大椎;③指委阳;④指承浆;⑤指肝俞;⑥每次选3~4穴。

三、妇产科疾病治疗

1. 闭 经

治疗闭经气海三①,肾俞合谷血海添,
寒凝中极外关元②,气滞血瘀太冲肝③,
湿热大肠④及肺俞,带脉三里⑤阴陵泉,
血枯照海曲⑥脾肾⑦,次髎地机命门三⑤。

注:①指三阴交;②指外关及关元;③指肝俞;④指大肠俞;⑤指足三里;⑥指曲骨;⑦指脾俞、肾俞。

2. 月经过多

月经过多三阴交,关元隐白冲门邀,

气滞血瘀血海关①,湿热脾俞阴陵②三③,
冲任不固加太溪,气海八髎足三里。

注:①指内关;②指阴陵泉;③指足三里。

3. 崩　漏

血热崩漏取隐白,水泉大敦中极海①,
血瘀崩漏太冲三②,膈俞血海气冲关③,
气虚崩漏足三里,百会气海隐白脾④,
大便秘结天枢巨⑤,少腹胁痛支沟取,
胃纳减少胃⑥中脘,便溏泄泻大肠天⑦。

注:①指血海;②指三阴交;③指关元;④指脾俞;⑤指上巨虚;⑥指胃俞;⑦指大肠俞及天枢。

4. 痛　经

痛经实证泻用针,虚证平补①加艾熏②,
穴取合谷三阴交,天枢归来三里③邀,
体壮气滞行间极④,血寒关元肾俞气⑤,
血瘀血海地机间⑥,虚寒太冲肾⑦关元,
月经来前五七日⑧,强刺留针半小时。

注:①指平补平泻;②指灸法;③指足三里;④指中极;⑤指气海;⑥指行间;⑦指肾俞;⑧5~7天。

5. 白　带

白带带脉三阴交,足三里穴气海邀,
气滞太冲膻中期①,痰湿内关阴陵②脾③,
风寒风池及合谷,脾虚中脘脾肠俞④,
肾虚关元与归来,八髎命门及血海。

注:①指期门;②指阴陵泉;③指脾俞;④指脾俞和小肠俞。

6. 妊娠呕吐

妊娠呕吐足三里,内关太冲金津玉①,

或取内关足三中②,湿热阴陵③及丰隆,
肝气郁结膈俞肝④,胃热可加内庭间⑤,
脾胃虚寒关元脾⑥,两组穴位相交替⑦。

注：①指金津、玉液,以上为第一组穴位;②指足三里及中脘,以上为第二组穴位;③指阴陵泉;④指肝俞;⑤指间使;⑥指脾俞;⑦两组穴位交替使用,每日1次。

7. 胎位不正

胎位不正灸至阴,每日一次十五分,
或用针刺再通电,配合早晚胸膝身①,

注：①配合早、晚做胸膝卧位各30分钟。

8. 滞 产

滞产三阴交昆仑,合谷太冲①灸至阴,
或灸合谷三阴交,三里②至阴上次髎③。

注：①上穴针刺时,反复捻转提插;②指足三里;③指上髎、次髎。

9. 产后血崩

产后血崩三阴交,隐白百会大敦邀,
或取关元中极沟①,风府肾俞三里②腰③,
瘀血针刺泻血海,虚加子宫与维胞,

注：①指支沟;②指足三里;③指腰阳关。

10. 胎盘滞留

胎盘滞留取关元,三阴交及合谷添,
气虚膻中气海加,血瘀血海三里①八②。

注：①指足三里;②指八髎。

11. 引 产

引产上髎次髎中①,或取合谷与中封,
昆仑至阴三阴交,上午下午两组交②。

注：①指中髎；②上午、下午两组穴交替使用，可通电，每次30分钟，针3～5天。

12. 乳　少

乳少少泽膻中根①，虚加脾俞膈俞肝②，

关元气海足三里，实加期门后溪关③。

注：①指乳根，以上3穴为治疗乳少的主穴；②指肝俞；③指内关。

13. 产后腹痛

产后腹痛虚实分，虚取关元气海肾①，

或加中脘足三里，实加②天枢归来阴③。

注：①指肾俞；②实证除上述虚证所取穴位之外，再加下列3穴；③指三阴交。

14. 盆腔炎

盆炎①肾俞三阴交，大肠②血海子宫髎③，

或取归来足三里，关元中极与水道，

每次留针二十分，隔日一次两组交④。

注：①指盆腔炎；②指大肠俞；③八髎任选二髎；④两组交替。

15. 子宫脱垂

子宫脱垂虚实辨，虚灸百会气海关①，

或刺维胞二寸深，中极三里与三阴②，

实证维胞维道横③，长强照海与阴陵④，

大敦大赫八髎泉⑤，强刺子宫有针感。

注：①指关元；②指足三里与三阴交；③指横骨；④指阴陵泉；⑤指曲泉。

四、儿科疾病治疗

1. 小儿营养不良

营养不良多属虚,下脘四缝商丘里①,

或取四缝三里①合②,脾俞中脘天枢气③,

轻浅刺激或用灸,隔日一次两交替④。

注:①指足三里;②指合谷;③指气海;④两组穴位交替使用。

2. 鹅口疮

鹅口疮针医,廉泉与通里,

下关及合谷,大迎足三里,

刺后不留针,日选一交替①。

注:①以上3对穴位,每日选1对,交替使用。

3. 喉炎、气管炎、支气管炎

支气管炎气管喉,天突合谷风门收,

或加列缺丰隆肺①,发热曲池少商椎②,

呼吸困难气海膻③,惊厥印堂人④十宣。

注:①指肺俞;②指大椎;③指膻中;④指水沟。

4. 小儿惊风

小儿惊风分急慢,急取水沟大①十宣,

合谷涌泉关②印堂,太阳太冲阳陵泉,

慢惊中脘足三里,气海水沟关元天③,

四肢抽搐后溪申④,曲池高热车牙关⑤,

角弓反张风池柱⑥,痰多列缺丰隆膻⑦。

注:①指大椎;②指内关;③指天枢;④指申脉;⑤加刺曲池治疗高热;加刺颊车治疗牙关紧闭;⑥指身柱;⑦指膻中。

5. 小儿肠炎

小儿肠炎三里天①,三阴四边②及关元,

发热曲池与合谷,呕吐中脘及内关,

久泻长强烦③神门,体虚艾灸脐中悬④。

注:①指足三里及天枢;②指三阴交及脐中四边;③指烦躁不安;④指悬灸神阙。

6. 脑发育不全、脑炎后遗症

脑发育不全,脑炎病后遗,

哑门与肾俞,风池足三里,

大椎及内关,三组穴交替,

若治上肢瘫,合谷外关极①,

曲池肩三针,尺泽臑上续,

下瘫②取环跳,血海足三里,

殷门三阴交,悬钟阳陵髀③,

失明球后明④,风池与承泣,

流涎取地仓,廉泉承浆医,

咀嚼吞咽障⑤,合谷颊车取,

安眠与内关,水沟治抽搐。

注:①指极泉;②指下肢瘫痪;③指髀关;④指睛明;⑤指障碍。

五、五官科疾病治疗

1. 角膜炎

角膜炎初①太阳风②,睛明合谷与眉中,

或取四白肝③肺俞,太阳三三④禾髎谷⑤。

注:①指初期;②指风池;③指肝俞;④指足三里及三阴交;⑤

指合谷。

2. 上睑下垂

上睑下垂睛明取,阳白攒竹头临泣,
光明①合谷轻浅刺②,施灸三阴③足三里。

注:①指头光明穴,属奇穴,位于眉弓中央,鱼腰穴稍上无眉毛处;②以上每选3~4穴,轻浅刺激;③指三阴交。

3. 结膜炎

结膜炎症取睛明,太阳合谷风池应,
头目疼痛太冲鱼①,风热少商与上星,
视物不清肝②三里③,目赤目涩液④大陵,
外眦赤痛加侠溪,上星肝俞内眦痛。
急炎⑤太阳透率谷,太阳少商用三棱⑥,
浅刺睛明合谷穴,风池雀啄⑦动作轻,
慢性上穴轻浅刺,留针一二十分钟。

注:①指鱼腰;②指肝俞;③指足三里;④指液门;⑤指急性结膜炎;⑥用三棱针点刺出血;⑦指雀啄针术。

4. 睑缘炎

睑缘①合谷太阳肝②,上星睛明四白渊③,
二组太阳与睛明,足三里及攒竹风④,
三组四白肝俞取,睛明三阴⑤与三里⑥。

注:①指睑缘炎;②指肝俞;③指太渊;④指风池;⑤指三阴交;⑥指足三里。

5. 冷 泪①

冷泪针刺取攒竹,承泣太阳与合谷,
对侧风池②中刺激③,迎香鼻通泪管堵④。

注:①以目无赤痛翳障而经常流泪,泪水清稀且有冷湿感为主要表现的眼病;②右侧冷泪针左侧风池,左侧冷泪针右侧风池;

③每次取 2~4 穴,交替使用,中强度刺激;④治疗鼻泪管阻塞时,可用迎香透鼻通(新穴,鼻骨下凹隔中,鼻翼沟上端尽处)。

6. 视神经炎、视神经萎缩

视神经炎视萎缩①,承泣风池翳风着,
足临泣与光明穴,太阳外关三里②合③,
每次选取三四穴,交替使用日或隔④。

注:①指视神经萎缩;②指足三里;③指合谷;④每日 1 次或隔日 1 次。

7. 虹膜睫状体炎

虹膜睫炎①取攒竹,睛明四白及合谷,
太阳足三里鱼腰,强刺上穴灸阴交②。

注:①指虹膜睫状体炎;②指三阴交。

8. 青光眼

青光①球后睛②上明,印堂风池与翳风,
或取太阳肝③胆俞,二白④攒竹丝竹空,
三里三交⑤及合谷,或取合谷承泣风⑥,
眼压较高曲⑦三里⑧,远穴重刺近穴轻⑨。

注:①指青光眼;②指睛明;③指肝俞;④指四白、阳白;⑤指足三里与三阴交;⑥指风池;⑦指曲池;⑧指足三里;⑨近侧穴位用轻浅刺激。

9. 白内障

治白内障补翳风,肝俞肾俞风①光明②,
瞳子髎及足三里,俞穴③刺后加灸医,

注:①指风池;②指头光明(奇穴,瞳孔直上,当眉毛上绿处,即鱼腰穴稍上);③指背部俞穴。

10. 视网膜炎

视网膜炎三阴交,承泣四白与巨髎,

三里①内庭可加灸,每日一次留针疗。

注:①指足三里。

11. 近 视

近视承泣为主,配穴鱼腰丝竹①,
睛明沿眶缓入,翳明风池合谷,
眉中透刺攒竹,日或隔日针术②。

注:①指丝竹空,针刺时向鱼腰、攒竹透刺;②每次配穴5~6个,每日或隔日针刺1次,10次为1个疗程。

12. 鼻炎、鼻窦炎

鼻炎鼻窦炎,迎香鼻通选,
上星与印堂,列缺合谷当,
外关与鱼际,二三穴交替①,
失嗅加素髎,强刺疗效高②。

注:①以上每次选2~3个穴位,交替使用;②上述穴位均采用强刺激,效果较好。

13. 急性中耳炎

急性中耳炎,风池翳风关①,
合谷足临泣,听宫与太溪。

注:①指外关。

14. 梅尼埃病(耳源性眩晕)

梅尼埃病分虚实,实证百会太①风池,
二关②中脘合③丰隆,翳风三阴交听宫,
虚证申脉后溪神④,合谷大陵太溪肾⑤,
内关三里⑥与蠡沟,平补平泻选五六⑦。

注:①指太冲;②指内关与外关;③指合谷;④指神门;⑤指肾俞;⑥指足三里;⑦虚实均用平补平泻手法,每次选5~6穴,实证每日针刺1次,虚证隔日针刺1次。

15. 牙 痛

牙痛合①太冲,下关车②内庭,
风火加曲池,商阳外关风③,
阴虚④太⑤行间,胃火二三⑥庭⑦,
实火强刺激,商阳用三棱⑧,
太溪照海泉⑨,虚火当适中⑩。

注:①指合谷;②指颊车;③指风池;④指肾阴虚;⑤指太溪;⑥指二间、三间;⑦指内庭;⑧指三棱针;⑨指水泉;⑩虚火者采用中刺激,并可针刺太溪、照海、水泉等穴。

16. 急性扁桃体炎

急性扁桃炎①,合谷风池关②,
尺泽曲池商③,泻法刺激强,
三棱针可用,二商④尺泽中。

注:①指急性扁桃体炎;②指关冲;③指少商;④指少商、商阳。

17. 梅核气

肝肾阴虚梅核气,天突照海肝俞理,
痰气郁结梅核气,膻中内关丰隆医,
气滞血瘀梅核气,廉泉太冲足三里。

18. 声带麻痹

声带麻痹取天鼎,天窗水突与人迎,
廉泉孔最及内关,合谷三里①轮换用②。

注:①指足三里;②上穴每次取3~4穴,轮换使用。

六、皮肤科疾病治疗

1. 痤疮

　　痤疮取心俞,肺俞及少府,
　　鱼际与曲池,血海用平补①。

注:①以上穴位均采用平补平泻手法。

2. 神经性皮炎

　　治疗神经性皮炎,曲池血海三三①选,
　　局限②阿是加合谷,播散③天窗与天柱,
　　内关合谷曲④委中,足三里等轮流用。

注:①指足三里及三阴交;②指局限型;③指播散型;④指曲池。

3. 荨麻疹

　　治荨麻疹取外关,曲池合谷与足三①,
　　风池血海三阴交,大椎风门膈俞全,
　　每次选取三四穴②,每日一次或隔天③。

注:①指足三里;②3~4穴;③隔日1次。

4. 湿疹

　　湿疹大椎与肺俞,曲池神门委中足①,
　　血海支沟三阴交,每选三四②轮流邀。

注:①指足三里;②3~4穴。

5. 带状疱疹

　　带状疱疹取内关,合谷阳陵与足三①,
　　病周阿是沿皮刺②,留针二十或半点③。

注:①指阳陵泉与足三里;②在病损周围1~2厘米处沿皮斜刺多针;③20~30分钟。

6. 银屑病

银屑①血海与肾俞,或取曲池三阴足②,

至阳支沟阳陵泉,或取大椎与胆俞,

四组交替中强刺③,配合七星叩脊柱④。

注:①指银屑病;②指三阴交及足三里;③以上4组穴交替使用,中等或强刺激;④指七星针叩刺脊柱。

7. 斑　秃

斑秃太冲风池胆①,肝俞支沟与足三②,

或取风池三阴交,内关安眠局部点③。

注:①指胆俞;②指足三里,两组穴交替使用,每日1组,强刺激;③两组交替,并配合局部点刺。

8. 皮肤瘙痒症

皮肤瘙痒取肩髃,大椎血海风门曲①,

心俞风市足三里,针刺穴注②可治愈。

注:①指曲池;②上穴可采用针刺或穴位注射(注射盐酸普鲁卡因)疗法。

9. 外阴瘙痒

外阴瘙痒频,阴廉曲骨阴①,

阴交②阴陵泉,平补平泻针,

每日或隔日,留针十五分。

注:①指会阴,以上3穴为主穴;②指三阴交与阴陵泉穴为配穴。

七、传染病治疗

1. 流行性感冒

流感风池合谷配,高热曲池与大椎,
头痛太阳及印堂,鼻塞多涕加迎香,
咽痛少商点刺血,咳嗽肺俞尺泽良。

2. 腮腺炎

颊车治疗腮腺①,合谷翳风外关,
发热加用曲池,血海三阴②睾丸③。

注:①指腮腺炎;②指三阴交;③指并发睾丸炎。

3. 百日咳

百日咳肺俞,定喘及天突,
四缝大椎穴,内关丰隆速。

4. 疟　疾

疟疾取疟门①,曲池大椎跟,
后溪及陶道,发作前留针②。

注:①经外奇穴,位于手背侧,中指与无名指之间指蹼缘稍后之赤白肉际处,主治疟疾。斜刺 0.5～1 寸;②疟疾发作前针刺上述穴位强刺激,并留针 30 分钟。

5. 细菌性痢疾

菌痢天枢上巨虚,公孙气海腹痛剧,
恶心呕吐加中脘,配以内关足三里,
腹泻频繁加止泻①,长强治疗后重急②,
便血过多加承山,热重合谷大椎曲③,
毒痢昏迷选水沟,十宣少商强刺激,
慢性寒湿④针加灸,天枢关元气海依。

245

注：①指止泻穴（经外奇穴位于脐下正中线上2.5寸处）；②指里急后重；③指曲池；④指寒湿痢。

6. 病毒性肝炎

肝炎肝俞及胆俞，阳陵①至阳与太冲，

热重曲池湿内庭，黄疸合谷透劳宫，

胸闷恶心加内关，腹胀须加公孙中②。

注：①指阳陵泉；②指中脘。

7. 肺结核

肺痨大椎肺俞，膏肓孔最与足①，

咳嗽大杼天突，咯血膈俞巨骨，

胸痛膻中期门，盗汗复溜合谷，

发热曲池内关，便溏气海天枢。

注：①指足三里。

八、急症治疗

1. 休 克

休克水沟重刺激，素髎内关足三里①，

神阙百会关元灸，命门膏肓气海宜②。

注：①休克的抢救除采用中西医各种方法外，可配合针灸。水沟（即人中）、素髎、内关、足三里，可先用重刺激，间歇行针，如效不显，内关、素髎可持续行针；②3穴宜用灸法。

2. 昏 厥

昏厥重刺人中，三里少商中冲，

艾灸关元百会①，涌泉后溪劳宫②。

注：①针灸抢救昏厥，首先重刺水沟，配合足三里、少商、中冲，必要时艾灸关元、百会；②针刺涌泉及后溪透劳宫均可促进

苏醒。

3. 中风脱证

昏迷固脱灸神阙,气海关元不可缺,

肾俞命门足三里,配以劳宫素髎穴。

注:治疗昏迷脱证,除须灸神阙、气海、关元外,还可针刺肾俞、命门、足三里、劳宫、素髎等穴。

4. 中风闭证

昏迷启闭刺人中,合谷太冲十二井①,

牙关紧闭配颊车,风池印堂促清醒。

注:①昏迷闭证可取水沟、合谷、太冲、十二井穴重刺。

5. 中 暑

中暑针大椎,曲池内关随①,

重症刺十宣,人中涌泉委②。

注:①中暑轻症可刺大椎、曲池、内关;②重症可刺十宣、水沟、涌泉、委中,十宣、委中要点刺出血。

6. 溺 水

溺水针刺内关,素髎会阴涌泉,

脉微太渊三里①,配合大灸关元。

注:①指足三里。

7. 晕车晕船

晕车及晕船,刺合谷内关,

人中足三里,神阙贴姜片①。

注:①将生姜片贴在神阙穴上可预防晕车晕船。

8. 电 击

电击速刺人中,素髎合谷太冲。

注:遇电击引起昏迷患者,应速刺以上各穴。

9. 食物中毒

食物中毒足三里,中脘天枢强刺激,

配穴神阙与关元,内关委中承山依。

10. 一氧化碳中毒

抢救一氧化碳毒,速刺人中十宣素①,

点刺出血强刺激,三里②内关与合谷,

或选涌泉百会池③,中脘膻中烦闷除④。

注:①指素髎;②指足三里;③指风池、曲池;④如遇心烦胸闷,可选刺中脘、膻中。

九、常见症状的治疗

1. 眩 晕

眩晕之症首印堂①,百会丰隆三②太阳,

风池太冲清肝胆,内关肾俞太溪良。

注:①治疗眩晕症一般首选印堂穴;②指足三里。

2. 耳 鸣

翳风听宫与侠溪;肾俞太溪足三里,

外关听会及中渚;耳鸣三组穴交替①。

注:①治疗耳鸣时,以上3组穴位可以交替使用,或针或灸。

3. 头 痛

头痛风池太阳主,再配列缺与合谷①,

头维内庭前额痛②,后头③后溪及天柱,

太冲百会头顶痛,偏头④颔厌与中渚。

注:①治疗头痛以风池、太阳、列缺、合谷为主穴;②指前头痛及额部痛;③指后头痛;④指偏头痛。

第四章 常见疾病及常见症状的治疗

4. 耳 聋

风热耳聋风池翳①,清上焦热合谷曲②,
肝胆火旺加太冲,气虚脾俞足三里,
耳门听会通耳窍,肾虚肾俞与太溪③。

注:①指翳风;②指曲池;③引起耳聋的病因很多,常见的有风热、肝胆火旺、气虚和肾虚等。治疗时,应根据病因分别取穴,如上文所述。

5. 失 眠

心俞神门三阴交,失眠三穴合治疗①,
心血亏损加中脘,气海百会通里调,
肾虚肾俞及太溪,脾虚脾俞章门要,
肝胆火旺太阳肝②,胆俞太冲行间邀,
脾胃不和足三里,安眠一二亦有效③。

注:①上述3穴可作为治疗失眠的主穴;②指肝俞;③安眠1(为翳风与翳明穴连线的中点)与安眠2(为风池与翳明穴连线的中点)。

6. 嗜 睡

嗜睡独取双兴奋①,水沟风池合谷问,
通里大钟足三里,远端取穴照海申②。

注:①治疗嗜睡可单独取双侧兴奋穴(新穴,在乳突后上缘,安眠2的斜上方0.5寸处),强刺激;②指申脉。

7. 热 证

热证须分有汗无①,无汗补合谷,
阳谷前谷复溜泻,或泻风池天柱液②,
有汗补刺复溜肾③,间使风池泻筑宾④,
外感大巨滑肉⑤灸,大椎风池合谷收⑥,
三焦失调⑦取阳池,石门中脘委阳治,

寒热往来足三里,涌泉悬钟与巨虚,

阴虚发热三阴交,关元太溪及养老。

高热不退曲池泻,关冲少商二阳⑧血⑨。

注:①治疗热证须分清有汗与无汗,分别选穴;②指液门;③指肾俞;④间使、风池、筑宾采用泻法;⑤指滑肉门;⑥针刺大椎、风池、合谷可解表退热,治外感表热;⑦指三焦失调发热;⑧指商阳、委阳;⑨指三棱针点刺出血。

8. 无汗

无汗①风池关冲,商阳液门天柱,

鱼际通里经渠,三里②三间合谷。

注:①多指外感风寒、肺卫有热不解、无汗之证;②指足三里。

9. 多汗

多汗合谷与复溜①,阴虚②阴郄肺俞求,

阳虚③膏肓及大椎,双虚④行间鱼际后⑤。

注:①治疗多汗可以合谷、复溜为基础穴;②指阴虚盗汗;③指阳虚自汗;④指阴阳俱虚;⑤指后溪。

10. 咳 嗽

风寒咳嗽刺肺俞,风门列缺及合谷,

风热咳嗽谷①大椎,尺泽曲池与肺俞,

痰湿阻肺肺②脾俞,太白太渊丰隆伍,

肝火犯肺肺②肝俞,尺泽太冲太渊伍③。

注:①指合谷;②指肺俞;③治疗肝火犯肺时,肺俞、肝俞、太冲宜泻,尺泽、太渊宜补。

11. 失 声

暴喑实证泻孔最,廉泉扶突通里肺①,

虚证久喑补廉泉,肺俞肾俞太溪渊②。

注:①指肺俞;②指太渊。

12. 呃 逆

寒热虚实辨呃逆,分别选穴去调理,
寒证上脘章门内①,热证合谷膈俞里②,
虚证中脘期门海③,实证上脘足三里。

注:①指内关;②指足三里;③指气海。

13. 消化不良

消化不良针璇玑,或取天枢足三里,
食欲不振加中脘,呕吐中脘内关取,
发热曲池合谷配,腹泻止泻①肾俞脾②。

注:①指止泻穴(见新穴腹正中线,脐下2.5寸处);②指脾俞。

14. 流 涎

流涎颊车与合谷,或取廉泉与天枢,
脾湿地仓足三里,或配脾俞与中渚,
积滞四缝间谷水①,胃寒神阙关元补。

注:①指水分。

15. 呕 吐

治疗呕吐须细辨①,中脘三里及内关②,
外邪犯胃加大椎,食滞呕吐下脘璇③,
肝气呕吐太冲陵④,膻中丰隆治饮痰⑤。

注:①指辨证;②中脘、足三里、内关为治疗呕吐的基础穴;③指璇玑;④指阳陵泉;⑤指痰饮呕吐。

16. 泄 泻

治疗泄泻分慢急,中脘阴陵①天枢里②,
肝郁③脾俞期门太④,巨虚⑤天枢治泻急⑥,
寒湿水分神阙灸,湿热曲池内庭宜,
慢泄⑦关元脾⑧肾俞,章门命门大肠⑨气⑩。

注：①指阴陵泉；②指足三里；③指肝郁泄泻；④指太冲；⑤指上巨虚；⑥指急性泄泻；⑦指慢性泄泻；⑧指脾俞；⑨指大肠俞；⑩指气海。

17. 便　秘

便秘支沟三里①横②，天枢白环俞阳陵③，

气海照海阴陵泉，或配长强及丰隆。

注：①指足三里；②指大横；③指阳陵泉。

18. 胃脘痛

寒凝气滞痛胃脘，中脘内关公孙三①，

肝气犯胃加肝俞②，健脾和胃脾虚寒③，

脾俞胃俞与章门，中脘足三里关元。

注：①指足三里；②治疗肝气犯胃胃脘痛，用上述4穴加肝俞治疗；③指用健脾和胃的方法治疗脾胃虚寒胃脘痛。

19. 腹　痛

寒凝腹痛关①中脘，神阙公孙与足三②，

食滞腹痛下脘天③，梁门曲池内庭璇④，

肝郁腹痛内关针，膻中太冲阳陵泉，

阳虚腹痛脾⑤肾俞，章门中脘足②关元。

注：①指关元；②指足三里；③指天枢；④指璇玑；⑤指脾俞。

20. 黄　疸

阴阳①大椎治阳黄②，太冲足三里至阳，

胆俞脾俞治阴黄，三三③阴陵泉阳纲。

注：①指阴陵泉和阳陵泉；②黄疸分为阴黄和阳黄，应分别选穴治疗；③指足三里和三阴交。

21. 消　渴

上消①鱼际肺②合谷，金津玉液太③胰俞，

中消胰俞脾俞胃④，三阴交与曲池内⑤，

下消肾俞胰俞肝⑥,太溪太冲及关元。

注:①消渴分为上消、中消、下消,应分别选穴治疗;②指肺俞;③指太渊;④指胃俞;⑤指内庭;⑥指肝俞。

22. 胁 痛

疏肝解郁治胁痛①,肝俞期门丘②太冲,

瘀血胁痛三阴交,膈肝③血海行④大包,

湿热胁痛期门日⑤,阳陵泉与太冲支⑥,

阴虚胁痛血海期⑦,肝俞三阴交太溪。

注:①指肝郁胁痛;②指丘墟;③指膈俞和肝俞;④指行间;⑤指日月;⑥指支沟;⑦指期门。

23. 胸 痹

寒凝心脉胸痹①,膻中内关通里,

厥阴俞及心俞,肢冷配灸关气②,

痰浊湿阻膻中,关③心④丰隆三里⑤,

瘀血阻络心俞,膈俞巨阙关③郄⑥。

注:①指寒凝心脉引起的胸痹;②指关元、气海;③指内关;④指心俞;⑤指足三里;⑥指阴郄。

24. 惊 悸

气血不足①足三里,神门气海心膈脾②。

头晕目眩配百会,阴虚内热太溪退,

痰火内动心③太冲,巨阙神门尺泽隆④,

心血瘀阻血海气⑤,心俞少海神门曲⑥。

注:①指气血不足引起的惊悸;②指心俞、膈俞、脾俞;③指心俞;④指丰隆;⑤指气海;⑥指曲泽。

25. 咯 血

咯血尺泽肺①,鱼际加孔最②,

带脓天突穴,咳甚渊③列缺,

阴虚火旺三④,太溪与行间,
瘀血内阻膈⑤,膻中内关和。

注:①指肺俞;②尺泽、肺俞、鱼际和孔最是治疗咯血的基础穴;③指太渊;④指三阴交;⑤指膈俞。

26. 呕 血

呕血肝胃脾,间使足三里①,
心烦内关针,少寐刺神门,
胁痛太冲行,胃火泻内庭,
久病气海灸,痰湿丰隆收。

注:①肝俞、胃俞、脾俞、间使、足三里是治疗呕血的基础穴。

27. 尿 血

实证尿血取阴陵①,血海肾俞中极行②,
膀胱俞及三阴交,强刺神门与大陵。
虚证尿血关膀胱③,三阴④血海补泻平⑤。
阴虚火旺加肾俞,八髎太溪及太冲,
心火下移加照海,小肠俞穴与劳宫,
脾不统血足三里,阴陵泉与气海灵。

注:①指阴陵泉;②指行间;③指膀胱俞;④指三阴交;⑤指平补平泻。

28. 痹 证

风寒湿痹灸关元,气海神阙阳陵泉,
热痹曲池大椎仑①,多汗合谷复溜安,
肩部②肩髎肩髃臑③,肘部曲池尺泽关④,
腕部二阳⑤外⑥合谷,掌指⑦八邪谷⑧三间,
髋部环跳悬钟髎⑨,膝部委中梁⑩膝眼,
踝部昆仑二溪⑪丘⑫,脊柱大椎腰阳关。

注:①指昆仑;②指肩关节局部取穴,以下类同;③指臑俞;

④指外关;⑤指阳池、阳溪;⑥指外关;⑦指掌指关节;⑧指合谷;⑨指居髎;⑩指梁丘;⑪指太溪、解溪;⑫指丘墟。

29. 痿 证

痿病肩髃曲池合①,阳溪髀关梁丘着,
再配解溪足三里,肺热肺俞与尺泽,
湿热身重脾②阴陵③,阴郄太溪治汗多,
肝俞肾俞阳陵④钟⑤,肝肾阴亏脉细数。

注:①指合谷;②指脾俞;③指阴陵泉;④指阳陵泉;⑤指悬钟。

30. 腰 痛

瘀血腰痛泻次髎,人中委中膈俞腰①,
寒湿腰痛腰阳关,肾俞委中阿是②疗,
肾虚腰痛补灸肾③,命门志室太溪邀,
若伴梦遗神门心④,阳痿关元三阴交。

注:①指腰痛点;②指阿是穴;③指肾俞;④指心俞。

31. 水 肿

解表利水治阳水,三焦俞与大杼肺①,
外关合谷阴陵泉,咽痛少商面肿水②,
温阳利水治阴水,脾俞肾俞气海维,
阴陵泉及足三里,便溏大肠③天枢配。

注:①指肺俞;②指水沟;③指大肠俞。

32. 淋 证

利湿治淋膀胱俞,行间太溪阴陵①中②,
发热恶寒合谷外③,尿血三阴交血海,
尿石④委阳及阳谷,尿混照海与肾俞。

注:①指阴陵泉;②指中极;③指外关;④泌尿系结石。

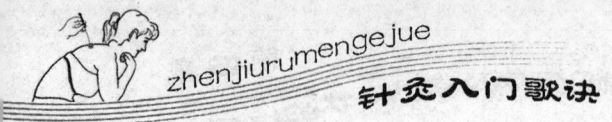

33. 癃 闭

肾虚癃闭灸肾俞,委阳气海三①阴谷,

湿热壅积三阴交,中极阴陵②膀胱俞,

肝气郁滞肝膀胱③,中极太冲三焦①伍。

注:①指三焦俞;②指阴陵泉;③指肝俞及膀胱俞。

34. 遗 尿

关元中极治遗尿,命门兑端三阴交①,

三焦②三里③膀胱肾④,百会气海阴⑤水道,

阳虚多灸阴虚补⑥,每日一次轻刺⑦疗。

注:①以上5穴是治疗遗尿的主穴;②指三焦俞;③指足三里;④指膀胱俞和肾俞;⑤指阴陵泉;⑥指平补针刺手法;⑦指轻刺激。

35. 遗 精

梦遗①关元志室肾②,平补③三阴④与泻心⑤,

梦魇不宁厉兑隐⑥,失眠内关及神门,

无梦而遗称滑精,肾俞志室大赫临,

或灸气海补太溪,久难愈者配会阴。

注:①遗精分为梦遗和滑精,分别选穴治之;②指肾俞;③指平补平泻;④指三阴交;⑤指心俞;⑥指隐白。

36. 阳 痿

阳痿虚证命门肾①,三阴交配关元针,

遗精气海及大赫,头昏失眠心俞神②;

阳痿实证肾俞膀③,次髎曲骨太冲阴④,

阴湿⑤阴汗阴陵泉,隐痛酸痛⑥急脉针。

注:①指肾俞;②指神门;③指膀胱俞;④指三阴交;⑤指阴囊湿润;⑥指睾丸精索隐痛酸痛。

附录 十四经脉穴位主治分部示意图

一、十四经脉腧穴主治分部示意图
（头颅侧面图）

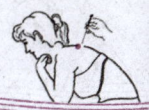

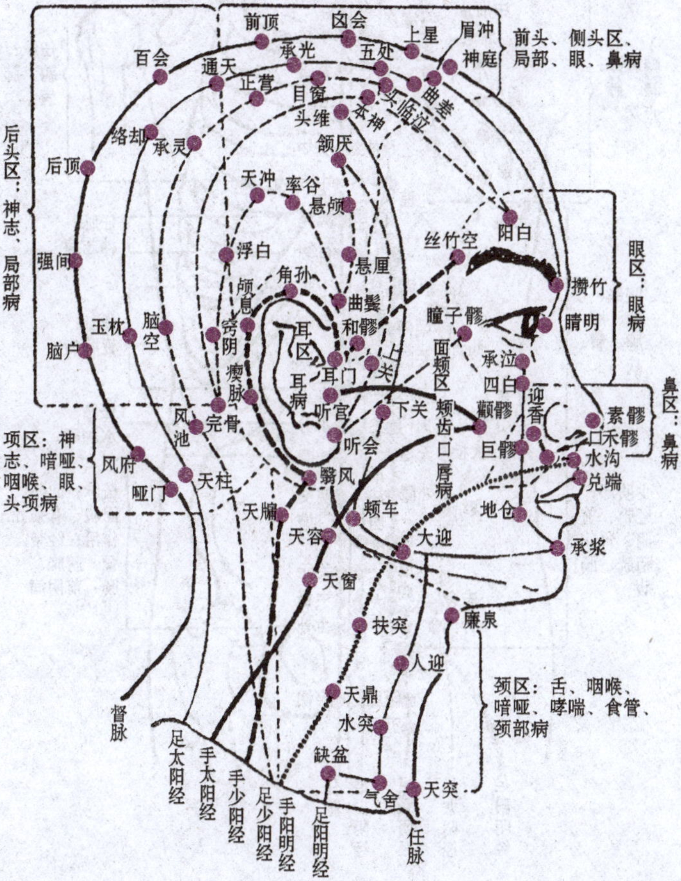

二、十四经脉腧穴主治分部示意图
（躯干正面图）

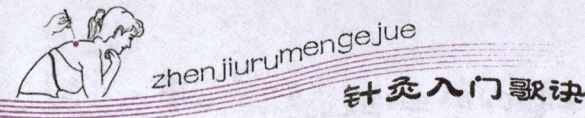

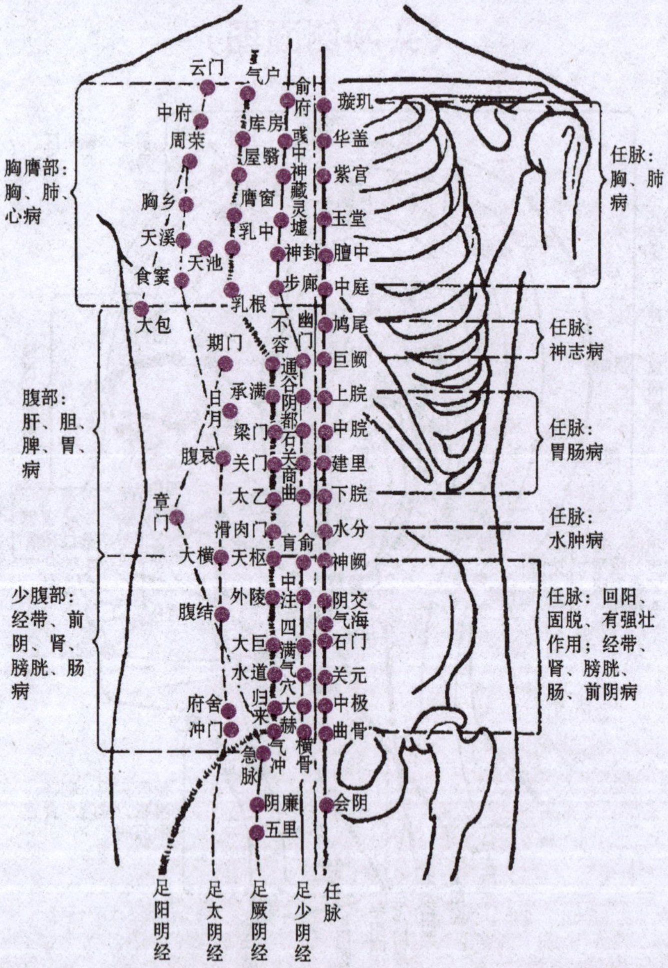

- 258 -

三、十四经脉腧穴主治分部示意图
（躯干背面图）

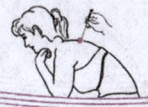

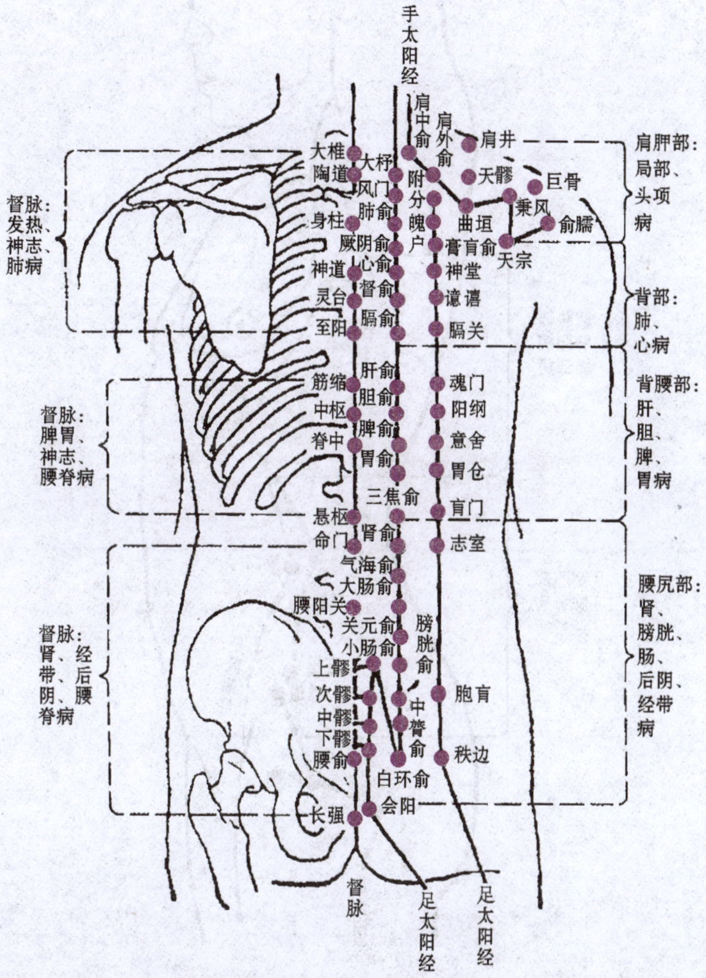

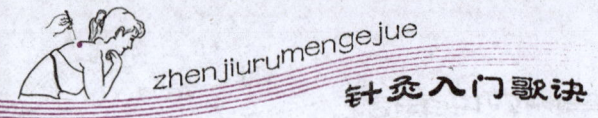

四、十四经脉腧穴主治分部示意图
（躯干侧面图）

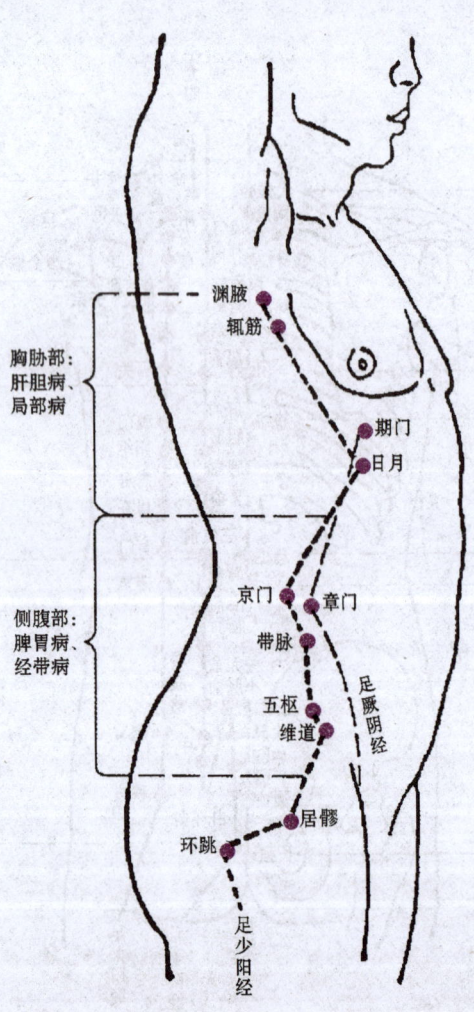

五、十四经脉腧穴主治分部示意图
（上肢内侧部）

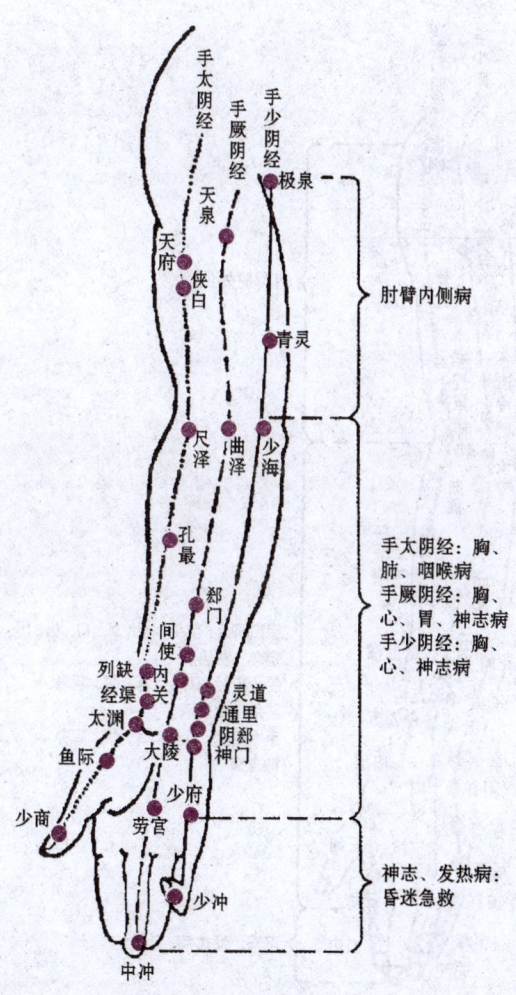

六、十四经脉腧穴主治分部示意图
（上肢外侧部）

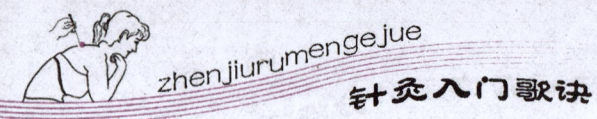

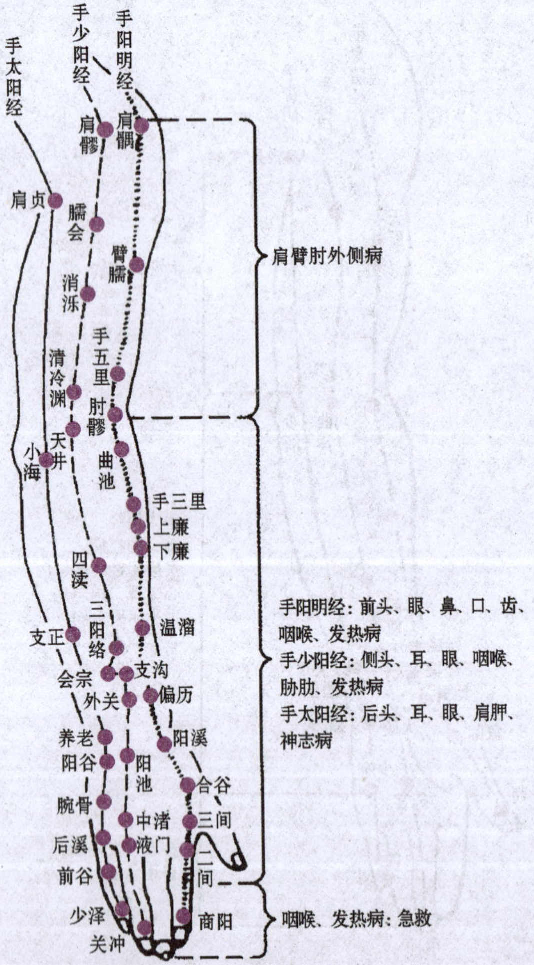
手太阳经
手少阳经
手阳明经
肩髎
肩髃
肩贞
臑会
臂臑
消泺
手五里
清冷渊
肘髎
天井
小海
曲池
手三里
上廉
下廉
四渎
三阳络
温溜
支正
会宗
支沟
外关
偏历
阳溪
养老
阳谷
阳池
合谷
腕骨
中渚
三间
后溪
液门
二间
前谷
少泽
商阳
关冲
肩臂肘外侧病
手阳明经：前头、眼、鼻、口、齿、咽喉、发热病
手少阳经：侧头、耳、眼、咽喉、胁肋、发热病
手太阳经：后头、耳、眼、肩胛、神志病
咽喉、发热病：急救

七、十四经脉腧穴主治分部示意图
（下肢后面部）

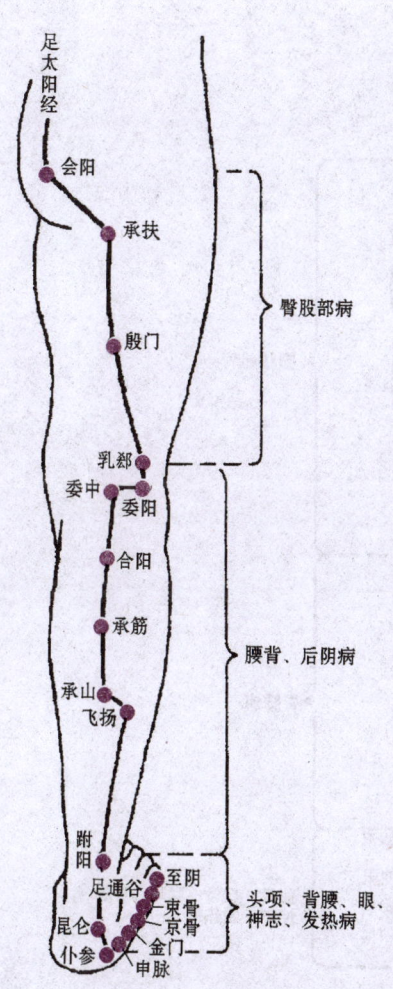

八、十四经脉腧穴主治分部示意图
（下肢前面部）

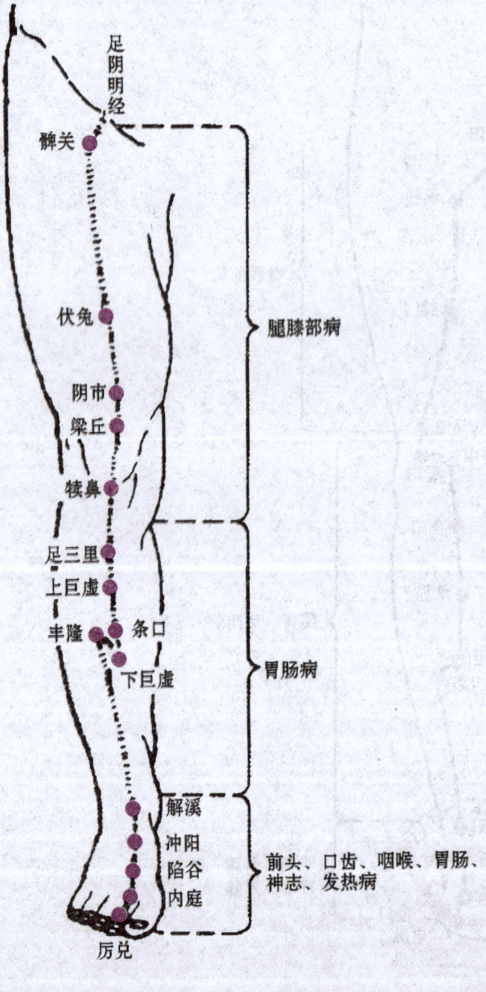

九、十四经脉腧穴主治分部示意图
（下肢内侧部）

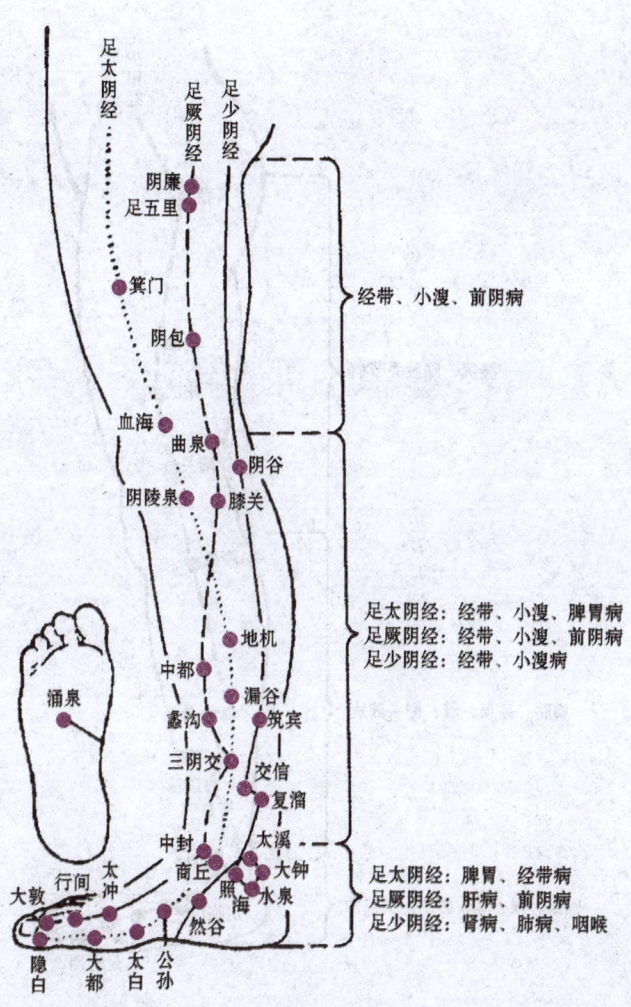

十、十四经脉腧穴主治分部示意图
（下肢外侧部）

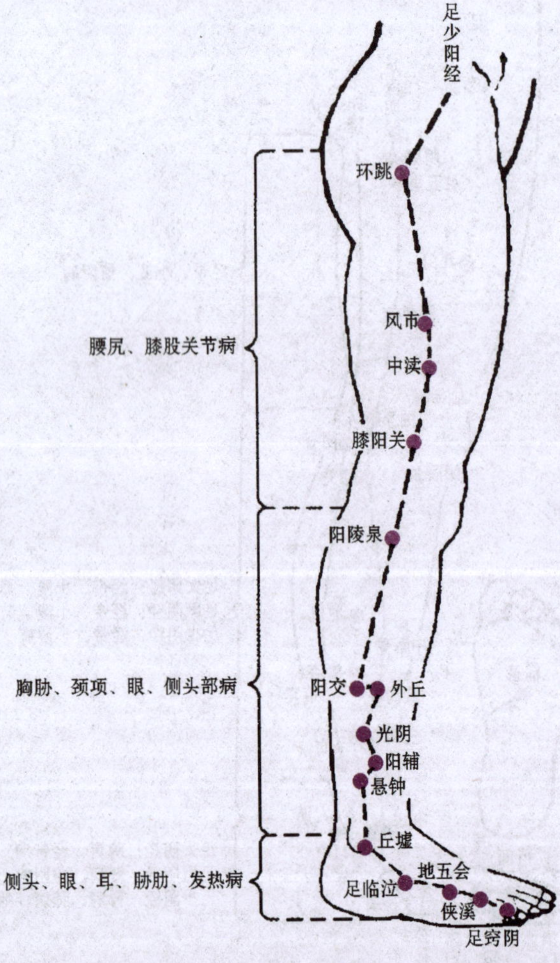

足少阳经

腰尻、膝股关节病
- 环跳
- 风市
- 中渎
- 膝阳关
- 阳陵泉

胸胁、颈项、眼、侧头部病
- 阳交
- 外丘
- 光阴
- 阳辅
- 悬钟

侧头、眼、耳、胁肋、发热病
- 丘墟
- 足临泣
- 地五会
- 侠溪
- 足窍阴

穴名拼音索引

B

八风 bāfēng ……(205)
百虫窝 bǎichóngwō …(202)
白环俞 báihuánshū ……(86)
百会 bǎihuì ……(166)
胞肓 bāohuāng ……(95)
八邪 bāxié ……(197)
本神 běnshén ……(134)
髀关 bìguān ……(40)
臂臑 bìnào ……(24)
秉风 bǐngfēng ……(68)
步廊 bùláng ……(112)
不容 bùróng ……(35)

C

长强 chángqiáng ……(157)

承扶 chéngfú ……(88)
承光 chéngguāng ……(74)
承浆 chéngjiāng ……(181)
承筋 chéngjīn ……(97)
承灵 chénglíng ……(136)
承满 chéngmǎn ……(35)
承泣 chéngqì ……(27)
承山 chéngshān ……(97)
瘈脉 chìmài ……(126)
尺泽 chǐzé ……(12)
冲门 chōngmén ……(55)
冲阳 chōngyáng ……(46)
次髎 cìliáo ……(86)
攒竹 cuánzhú ……(72)

D

大包 dàbāo ……(58)
大肠俞 dàchángshū ……(84)

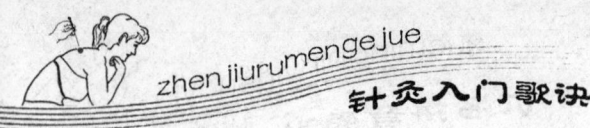

大都 dàdū ……………… (49)
大敦 dàdūn ……………… (150)
大骨空 dàgǔkōng …… (196)
大赫 dàhè ……………… (108)
大横 dàhéng …………… (55)
带脉 dàimài …………… (141)
大巨 dàjù ……………… (38)
大陵 dàlíng …………… (117)
当阳 dāngyáng ………… (182)
胆囊 dǎnnáng ………… (203)
胆俞 dǎnshū …………… (80)
大迎 dàyíng …………… (29)
大钟 dàzhōng ………… (104)
大杼 dàzhù …………… (76)
大椎 dàzhuī …………… (163)
地仓 dìcāng …………… (28)
地机 dìjī ……………… (52)
定喘 dìngchuǎn ……… (190)
地五会 dìwǔhuì ……… (148)
犊鼻 dúbí ……………… (41)
兑端 duìduān ………… (169)
督俞 dūshū …………… (78)
独阴 dúyīn …………… (205)

E

二白 èrbái ……………… (195)

耳和髎 ěrhéliáo ……… (128)
二间 èrjiān …………… (16)
耳尖 ěrjiān …………… (184)
耳门 ěrmén …………… (128)

F

肺俞 fèishū …………… (76)
飞扬 fēiyáng …………… (95)
风池 fēngchí ………… (137)
风府 fēngfǔ …………… (164)
丰隆 fēnglóng ………… (45)
风门 fēngmén ………… (76)
风市 fēngshì ………… (143)
腹哀 fùāi ……………… (56)
浮白 fúbái …………… (133)
附分 fùfēn …………… (91)
腹结 fùjié ……………… (55)
复溜 fùliū …………… (106)
府舍 fǔshè …………… (55)
腹通谷 fùtōnggǔ …… (111)
伏兔 fútù ……………… (40)
扶突 fútū ……………… (26)
浮郄 fúxì ……………… (88)
跗阳 fūyáng …………… (98)

· 268 ·

穴名拼音索引

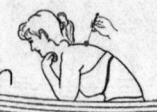

g

肝俞 gānshū ……………（80）
膏肓 gāohuāng …………（91）
膈关 géguān ……………（93）
膈俞 géshū ………………（78）
公孙 gōngsūn ……………（50）
关冲 guānchōng …………（120）
光明 guāngmíng …………（146）
关门 guānmén ……………（36）
关元 guānyuán ……………（172）
关元俞 guānyuánshū ……（84）
归来 guīlái ………………（39）

H

海泉 hǎiquán ……………（187）
行间 hángjiān ……………（151）
颔厌 hànyàn ……………（130）
鹤顶 hèdǐng ……………（200）
合谷 hégǔ ………………（17）
横骨 hénggǔ ……………（108）
合阳 héyáng ……………（95）
后顶 hòudǐng ……………（165）
后溪 hòuxī ………………（63）
华盖 huágài ……………（179）

肓门 huāngmén …………（94）
肓俞 huāngshū …………（110）
环跳 huántiào ……………（142）
滑肉门 huáròumén ………（37）
会阳 huìyáng ……………（88）
会阴 huìyīn ………………（170）
会宗 huìzōng ……………（122）
魂门 húnmén ……………（93）

J

颊车 jiáchē ………………（29）
夹脊 jiájǐ …………………（190）
肩井 jiānjǐng ……………（139）
建里 jiànlǐ ………………（175）
肩髎 jiānliáo ……………（125）
间使 jiānshǐ ……………（116）
肩外俞 jiānwàishū ………（69）
肩髃 jiānyú ………………（24）
肩贞 jiānzhēn ……………（67）
肩中俞 jiānzhōngshū ……（69）
角孙 jiǎosūn ……………（127）
交信 jiāoxìn ……………（106）
解溪 jiěxī ………………（45）
急脉 jímài ………………（156）
箕门 jīmén ………………（54）
颈百劳 jǐngbǎiláo ………（188）

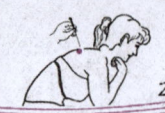

京骨 jīnggǔ …………… (101)	劳宫 láogōng …………… (118)
京门 jīngmén …………… (140)	梁门 liángmén …………… (35)
睛明 jīngmíng …………… (72)	梁丘 liángqiū …………… (41)
经渠 jīngqú …………… (14)	廉泉 liánquán …………… (181)
金津 jīnjīn …………… (187)	厉兑 lìduì …………… (47)
金门 jīnmén …………… (100)	列缺 lièquē …………… (12)
筋缩 jīnsuō …………… (160)	蠡沟 lígōu …………… (152)
极泉 jíquán …………… (59)	灵道 língdào …………… (60)
鸠尾 jiūwěi …………… (177)	灵台 língtái …………… (161)
脊中 jǐzhōng …………… (160)	灵墟 língxū …………… (112)
厥阴俞 juéyīnshū …… (78)	漏谷 lòugǔ …………… (51)
巨骨 jùgǔ …………… (24)	率谷 lǜgǔ …………… (132)
巨髎 jùliáo …………… (28)	络却 luòquè …………… (74)
居髎 jūliáo …………… (142)	颅息 lúxī …………… (127)
聚泉 jùquán …………… (186)	
巨阙 jùquè …………… (177)	

K

M

孔最 kǒngzuì …………… (12)	眉冲 méichōng …………… (72)
口禾髎 kǒuhéliáo …… (26)	命门 mìngmén …………… (159)
髋骨 kuāngǔ …………… (200)	目窗 mùchuāng …………… (136)
库房 kùfáng …………… (33)	
昆仑 kūnlún …………… (99)	

L

N

阑尾 lánwěi …………… (201)	脑户 nǎohù …………… (164)
	臑会 nàohuì …………… (124)
	脑空 nǎokōng …………… (137)
	臑俞 nàoshū …………… (67)

穴名拼音索引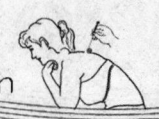

内关 nèiguān ……… (117)
内踝尖 nèihuáijiān …… (205)
内庭 nèitíng ……… (47)
内膝眼 nèixīyǎn ……… (201)
内迎香 nèiyíngxiāng … (186)

P

膀胱俞 pángguāngshū
　　　　　　　　……… (84)
偏历 piānlì ……… (19)
痞根 pǐgēn ……… (191)
脾俞 píshū ……… (80)
魄户 pòhù ……… (91)
仆参 púcān ……… (99)

Q

前顶 qiándǐng ……… (167)
强间 qiángjiān ……… (165)
前谷 qiángǔ ……… (63)
气冲 qìchōng ……… (39)
气端 qìduān ……… (205)
气海 qìhǎi ……… (173)
气海俞 qìhǎishū ……… (83)
气户 qìhù ……… (32)
期门 qīmén ……… (156)

郄门 qìemen ……… (115)
清泠渊 qīnglěngyuān … (124)
青灵 qīnglíng ……… (59)
气舍 qìshě ……… (31)
球后 qiúhòu ……… (183)
丘墟 qiūxū ……… (147)
气穴 qìxué ……… (108)
颧髎 quánliáo ……… (71)
曲鬓 qǔbìn ……… (132)
曲差 qūchā ……… (73)
曲池 qǔchí ……… (22)
缺盆 quēpén ……… (32)
曲骨 qǔgǔ ……… (171)
曲泉 qǔquán ……… (153)
曲垣 qǔyuán ……… (69)
曲泽 qǔzé ……… (115)

R

然谷 rángǔ ……… (103)
人迎 rényíng ……… (31)
日月 rìyuè ……… (140)
乳根 rǔgēn ……… (34)
乳中 rǔzhōng ……… (34)

S

三间 sānjiān ……… (16)

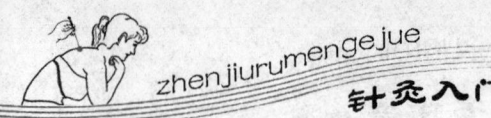

三焦俞 sānjiāoshū …… (82)
三阳络 sānyángluò … (123)
三阴交 sānyīnjiāo …… (51)
上关 shàngguān …… (130)
上巨虚 shàngjùxū …… (43)
上廉 shànglián …… (20)
上髎 shàngliáo …… (86)
商丘 shāngqiū …… (51)
商曲 shāngqǔ …… (110)
上脘 shàngwǎn …… (176)
上星 shàngxīng …… (167)
商阳 shāngyáng …… (16)
上迎香 shàngyíngxiāng
…… (183)
膻中 shānzhōng …… (178)
少冲 shàochōng …… (62)
少府 shàofǔ …… (61)
少海 shàohǎi …… (59)
少商 shàoshāng …… (14)
少泽 shàozé …… (63)
神藏 shéncáng …… (113)
神道 shéndào …… (162)
神封 shénfēng …… (112)
申脉 shēnmài …… (99)
神门 shénmén …… (61)
神阙 shénquè …… (174)
肾俞 shènshū …… (82)

神堂 shéntáng …… (91)
神庭 shéntíng …… (167)
身柱 shēnzhù …… (162)
食窦 shídòu …… (57)
石关 shíguān …… (110)
石门 shímén …… (173)
十七椎 shíqīchuí …… (192)
十宣 shíxuān …… (199)
手三里 shǒusānlǐ …… (21)
手五里 shǒuwǔlǐ …… (23)
俞府 shūfǔ …… (113)
束骨 shùgǔ …… (101)
水道 shuǐdào …… (38)
水分 shuǐfèn …… (175)
水沟 shuǐgōu …… (168)
水泉 shuǐquán …… (104)
水突 shuǐtū …… (31)
四白 sìbái …… (27)
四渎 sìdú …… (123)
四缝 sìféng …… (198)
四满 sìmǎn …… (108)
四神聪 sìshéncōng … (182)
丝竹空 sīzhúkōng …… (128)
素髎 sùliáo …… (168)

T

太白 tàibái …… (49)

272

穴名拼音索引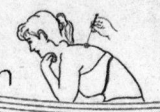

太冲 tàichōng ……… (151)
太溪 tàixī ……… (104)
太阳 tàiyáng ……… (184)
太乙 tàiyǐ ……… (36)
太渊 tàiyuān ……… (14)
陶道 táodào ……… (162)
天池 tiānchí ……… (114)
天冲 tiānchōng ……… (132)
天窗 tiānchuāng ……… (70)
天鼎 tiāndǐng ……… (25)
天府 tiānfǔ ……… (11)
天井 tiānjǐng ……… (124)
天髎 tiānliáo ……… (126)
天泉 tiānquán ……… (115)
天容 tiānróng ……… (70)
天枢 tiānshū ……… (37)
天突 tiāntū ……… (180)
天溪 tiānxī ……… (57)
天牖 tiānyǒu ……… (126)
天柱 tiānzhù ……… (75)
天宗 tiānzōng ……… (67)
条口 tiáokǒu ……… (43)
听宫 tīnggōng ……… (71)
听会 tīnghuì ……… (130)
通里 tōnglǐ ……… (61)
通天 tōngtiān ……… (74)
瞳子髎 tóngzǐliáo ……… (129)

头临泣 tóulínqì ……… (135)
头窍阴 tóuqiàoyīn ……… (133)
头维 tóuwéi ……… (30)

W

外关 wàiguān ……… (122)
外踝尖 wàihuáijiān ……… (204)
外劳宫 wàiláogōng ……… (197)
外陵 wàilíng ……… (37)
外丘 wàiqiū ……… (146)
完骨 wángǔ ……… (134)
腕骨 wàngǔ ……… (64)
胃仓 wèicāng ……… (93)
维道 wéidào ……… (142)
胃俞 wèishū ……… (81)
胃脘下俞 wèiwǎnxiàshū
……… (191)
委阳 wěiyáng ……… (89)
委中 wěizhōng ……… (90)
温溜 wēnliū ……… (20)
五处 wǔchù ……… (73)
五枢 wǔshū ……… (142)
屋翳 wūyì ……… (33)

X

侠白 xiábái ……… (12)

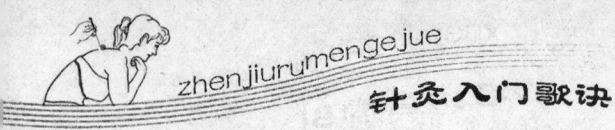

下关 xiàguān …… （29）
下极俞 xiàjíshū …… （191）
下巨虚 xiàjùxū …… （45）
下廉 xiàlián …… （20）
下髎 xiàliáo …… （87）
陷谷 xiàngǔ …… （47）
小肠俞 xiǎochángshū
…… （84）
小骨空 xiǎogǔkōng …… （196）
小海 xiǎohǎi …… （66）
消泺 xiāoluò …… （124）
下脘 xiàwǎn …… （175）
侠溪 xiáxī …… （149）
膝关 xīguān …… （153）
郄门 qìegmén …… （115）
囟会 xìnhuì …… （167）
心俞 xīnshū …… （78）
胸乡 xiōngxiāng …… （57）
膝眼 xīyǎn …… （201）
膝阳关 xīyángguān …… （144）
璇玑 xuánjī …… （179）
悬厘 xuánlí …… （131）
悬颅 xuánlú …… （131）
悬枢 xuánshū …… （160）
悬钟 xuánzhōng …… （146）
血海 xuèhǎi …… （53）

Y

哑门 yǎmén …… （164）
阳白 yángbái …… （134）
阳池 yángchí …… （121）
阳辅 yángfǔ …… （146）
阳纲 yánggāng …… （93）
阳谷 yánggǔ …… （65）
阳交 yángjiāo …… （145）
养老 yǎnglǎo …… （65）
阳陵泉 yánglíngquán
…… （144）
阳溪 yángxī …… （18）
腰奇 yāoqí …… （193）
腰俞 yāoshū …… （158）
腰痛点 yāotòngdiǎn …… （197）
腰眼 yāoyǎn …… （193）
腰阳关 yāoyángguān …… （158）
腰宜 yāoyí …… （193）
液门 yèmén …… （120）
翳风 yìfēng …… （126）
翳明 yìmíng …… （185）
隐白 yǐnbái …… （49）
阴包 yīnbāo …… （154）
阴都 yīndū …… （110）
膺窗 yīngchuāng …… （33）

阴谷 yīngǔ ……… (107)	辄筋 zhéjīn ……… (139)
迎香 yíngxiāng ……… (26)	正营 zhèngyíng ……… (136)
龈交 yínjiāo ……… (170)	秩边 zhìbiān ……… (95)
阴交 yīnjiāo ……… (173)	支沟 zhīgōu ……… (122)
阴廉 yīnlián ……… (155)	志室 zhìshì ……… (95)
阴陵泉 yīnlíngquán ……… (53)	至阳 zhìyáng ……… (161)
殷门 yīnmén ……… (88)	至阴 zhìyīn ……… (101)
阴郄 yīnqiè ……… (61)	支正 zhīzhèng ……… (65)
阴市 yīnshì ……… (41)	中冲 zhōngchōng ……… (119)
印堂 yìntáng ……… (183)	中渎 zhōngdú ……… (144)
意舍 yìshě ……… (93)	中都 zhōngdū ……… (153)
譩譆 yìxǐ ……… (92)	中封 zhōngfēng ……… (152)
涌泉 yǒngquán ……… (103)	中府 zhōngfǔ ……… (10)
幽门 yōumén ……… (112)	中极 zhōngjí ……… (171)
渊腋 yuānyè ……… (139)	中魁 zhōngkuí ……… (196)
鱼际 yújì ……… (14)	中髎 zhōngliáo ……… (87)
云门 yúnmén ……… (10)	中膂俞 zhōnglǚshū ……… (86)
玉堂 yùtáng ……… (179)	中泉 zhōngquán ……… (196)
鱼腰 yúyāo ……… (183)	中枢 zhōngshū ……… (160)
玉液 yùyè ……… (188)	中庭 zhōngtíng ……… (177)
玉枕 yùzhěn ……… (75)	中脘 zhōngwǎn ……… (175)
彧中 yùzhōng ……… (113)	中注 zhōngzhù ……… (109)
	中渚 zhōngzhǔ ……… (120)
Z	肘尖 zhǒujiān ……… (194)
	肘髎 zhǒuliáo ……… (22)
章门 zhāngmén ……… (156)	周荣 zhōuróng ……… (57)
照海 zhàohǎi ……… (105)	筑宾 zhùbīn ……… (106)

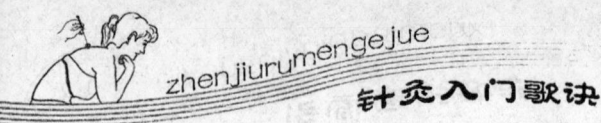

子宫 zǐgōng ……… (189)	足三里 zúsānlǐ ……… (43)
紫宫 zǐgōng ……… (179)	足通谷 zútōnggǔ …… (101)
足临泣 zúlínqì ……… (148)	足五里 zúwǔlǐ ………… (154)
足窍阴 zúqiàoyīn …… (150)	